자율신경 건강법

자율신경 건강법

초판 1쇄 펴냄 : 2008년 9월 10일
초판 2쇄 펴냄 : 2010년 3월 20일

지은이 : 김순렬
펴낸이 : 김영식
펴낸곳 : 도서출판 들꽃누리

서울시 광진구 자양2동 643-33 1층
전화 : (02)455-6365 · 팩스 (02)455-6366
등록 : 제1-2508호
E-mail : draba21@naver.com

ISBN 978-89-90286-29-1   03510

자율신경 건강법

김순렬 지음

들꽃누리

머리말

우리 몸은 여러 개의 기관으로 구성된다. 골격 · 근육 · 신
경 · 내분비 · 심혈관 · 림프 · 호흡 · 소화 · 비뇨 · 생식
기관 등이 그것으로 이 기관들이 각각 그 할 일을 함으로써
사람이라는 개체의 생명을 유지하는 것이다. 이들 인체 내의 여러 기관
은 각각의 조직으로 나누어지는데, 조직 또한 각각의 고유한 세포들로
이루어진다. 세포는 다시 막과 여러 개의 작은 기관으로 구성되며,
더 잘게 나누면 분자가 된다. 분자는 원자들이 모여 만들어지고, 원자
를 구성하는 소립자는 양성자, 중성자, 전자로 구성된다. 현대 의학에
서는 이렇듯 물질을 잘게 쪼개 나가다보면 인간의 실체를 알 수 있다고
말한다. 하지만 물질을 잘게 쪼갤 수는 있어도 다시 복원할 수 없는
것이 자연의 이치 아닌가.

말하자면 같은 수의 수소·산소·탄소·질소 분자들이 있다고 해서 인간이 되지는 않는다. 전체는 항상 부분의 합보다 더 큰 법이다.

그렇다. 어떤 것이든 끝까지 나누다 보면 결국 파동이 남는다. 정확히 말하면 파동과 입자 두 가지가 남는다. 모든 것은 파동이기도 하고 입자이기도 하니까 말이다. 그 모든 것에는 고유의 파동이 있다. 파동은 주파수가 맞을 때 공명한다.

한마디로 내 속에 들어 있는 모든 세포들은 고유의 파동을 가진다. 내가 행복한 파동 속에 있을 때 내 속의 세포들은 그 파동에 공명해 즐겁고 행복한 주파수를 가진다. 반면 내가 우울한 파동 속에 있을 때 내 속의 세포들은 힘겹고 우울한 주파수를 가진다. 그래서 행복한 사람은 건강을 향해 나아가고, 우울한 사람은 질병에 걸리는 것이다.

질병은 건강할 때 예방해야 한다. 이때 지식은 건강을 지켜주는 큰 힘이 된다. 모르면 불안하고, 덩달아 내 몸도 불안하고 위태로워진다. 그래서 나의 몸을 알고 나의 마음을 알면 건강을 유지하고 질병을 치료하는 데 가장 큰 힘이 되리라는 믿음에서 이 책을 쓰게 되었다. 따라서 질병으로 고통 받는 모든 이들에게 도움이 됨은 물론, 건강한 사람들에게도 건강을 유지할 수 있는 힘이 되었으면 한다.

끝으로 항상 나를 믿고 격려해 주는 아내 정은과 아들 재우에게 감사의 말을 전한다. 사랑하는 가족이 없다면 이 책도 없을 테니까….

2008년 8월

김순렬

차례

제 2 부 | 자율신경 건강법

제 3 부 | 건강 생활 백서

자율신경 건강법

제 **1** 부

서프라이즈! 생명의 세계

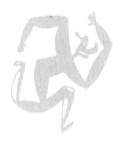

세포의 수명과 생명

 생물과 무생물의 차이는 무엇일까? 그것은 재생의 유무이다. 생물은 끊임없이 몸을 재생한다. 단세포로 된 박테리아는 먹이와 공간만 부족하지 않으면 끊임없이 분열한다. 도마뱀은 꼬리가 잘려나가도 금방 원 상태로 재생된다. 또한 불가사리는 신체의 일부만 있어도 완전한 불가사리로 재생된다. 이렇게 파충류와 양서류는 신체의 일부가 잘려나가더라도 다시 원 상태로 재생된다. 특히 구조가 단순한 생물일수록 재생의 능력은 더욱 뛰어나다.

사람의 경우에도 팔다리가 재생되지는 않지만 손상에 대한 복구는 끊임없이 일어난다.

재생은 손상에 대한 복구만을 이야기하는 것이 아니다. 사람의 몸은 어머니에게서 받은 그대로 남아 있는 것이 하나도 없다. 우리 몸의 모든 세포는 끊임없이 죽고 다시 살아난다. 즉 세포 재생이 진행된다. 인간의 몸은 약 60조 개의 세포로 이루어져 있다. 그리고 각각의 세포는 모두 고유한 수명을 가지고 있다. 인간 개체의 수명은 100살에 근접한다. 하지만 인간을 구성하는 개개의 세포의 수명은 그리 길지 않다.

뜨거운 커피를 출근시간에 쫓겨 급하게 먹다보면 입천장에 화상을 입게 된다. 얼얼하고 따갑고 아프다. 좀 있으면 살점이 떨어져 나오는 듯한 느낌도 든다. 하지만 오후가 되면 언제 그랬냐는 듯이 잊어버리고 만다. 이미 손상된 부분의 세포가 탈락하고 새로운 세포가 줄기세포에서 자라 올라왔기 때문이다.

췌장의 세포는 하루 정도, 위장은 3일 정도, 대장은 7일 정도, 피부는 2~6주 정도, 백혈구는 1일~수십 년 정도, 적혈구는 120일 정도의 수명을 가진다. 이때 수명을 다한 세포는 대개 아폽토시스^{apoptosis}라고 하는 세포자연사의 길을 간다. 그리고 그 자리를 새로운 세포가 줄기세포에서 자라나 대신한다.

세포자연사는 생명의 유지를 위해 아주 중요하다. 세포는 그 맡은 바 일을 하다보면 항상 위험에 노출된다. 위험에 노출된 세포를 오래 유지하다보면 돌연변이가 일어날 우려가 높아진다. 그래서 생명은 한 세포를 오래 유지하지 않는 것이다. 다시 새롭고 건강한 세포로 교체하기를 반복한다. 하나의 세포를 수리하고 돌연변이의 가능성을 감수하는 것보다 새로운 세포로 교체하는 것이 효율성뿐만 아니라 안정성도 더욱 뛰어나기 때문이다. 암이란 이런 세포 재생의 사이클을 무시한 독재자 세포의 출현을 의미한다. 주어진 수명을 거부하고 혼자 영생하려는 무법자의 출현인 것이다.

다시 말하면 어제의 나의 몸은 오늘의 나의 몸이 아니다. 나의 몸은 지금도 끊임없이 변하고 있다. 내게 주어진 100년의 삶을 영위하기 위해 내 몸에서는 끊임없이 삶과 죽음이 교차하고 있는 것이다. 우리 몸의 재생이 끝나는 날 우리는 자연으로 돌아가는 것이다.

습관에 의한 **역사물**

사람의 몸은 끊임없이 변한다. 각각의 세포는 제 할 일을 다하고 정해진 시간에 자폭^{세포자연사}한다. 그 자리를 다시 새로운 세포가 대신해 일을 계속하고 사람은 생명을 이어간다. 그러므로 나의 몸은 내가 살아온 역사를 대변한다. 나의 몸 상태는 내가 평생 살아온 나의 작품이다. 내가 즐겨 먹고 늘 생각하고 행동하던 역사의 결과물이다. 현재 나의 경제력도 내가 만든 나의 역사이고, 내가 꾸리고 있는 가정도 내가 만든 것이고, 나의 건강 상태도 내가 만든 것이다.

한 사람의 특별한 삶의 철학을 가치관이라고 한다. 가치관이란 그 사람이 늘 생각하고 있고, 그 생각에 따라 행동하는 것이 몸에 배어 습관이 되어버리고, 무의식중에 자동화된 것을 말한다. 이렇게 자동화된 습관은 매우 강력하여 그 사람의 삶을 지배한다. 그냥 잠시 생각했던 것은 습관이 될 수 없다. 습관이 될 수 없는 것은 가치관이라 부를 수도 없다. 한 사람을 평생 주도적으로 지배하고 무의식적으로 자동화된 생각과 행동이라야 가치관이라 부를 수 있다. 요컨대 그 사람의 가치관은 그 사람의 생각과 행동을 규정한다. 사람은 가치관에 따라 행동하기 때문이다.

건강도 마찬가지이다. 그 사람의 생각과 행동이 그 사람의 먹는 음식을 결정하고, 운동을 결정하고 몸의 순환을 결정하고, 면역체계를 움직인다. 나의 몸은 내가 만든 나의 역사적 결과물이다. 내가 나의 가치관에 따라 살아온 나의 작품이다. 내 몸이 건강한 것도 내가 만든 것이고, 내 몸에 병이 있는 것도 내가 지금까지 살아오면서 내가 만든 것이다.

그렇다면 앞으로의 내 몸의 운명은 어떻게 될 것인가? 앞으로의 몸도 역시 나의 생각과 행동에 의해 결정된다. 한 달 후의 내 몸, 1년 후의 내 몸, 10년 후의 내 몸은 지금[now]부터 어떤 가치관에 의해 생각하고 움직이는 주도적인 사고와 습관적 행동에 의해서 만들어진다는 것을 잊어서는 안 된다. 이에 따라 건강과 질병의 경계가 만들어지기 때문이다.

생명과 에너지

생명은 죽는 날까지 끊임없이 재생한다. 인체의 모든 부분은 낡은 세포를 버리고 새로운 세포로 교체된다. 이 세포 재생에는 에너지가 필요하다. 모든 생명이 삶을 영위하는 데에는 에너지가 필요하다. 사람도 마찬가지이다. 사람은 36.5도라는 체온을 유지하기 위해 에너지가 필요하다. 사람은 평생 거의 일정한 체온을 유지한다. 사람은 살아 있는 동안 필요한 에너지를 자체적으로 만들어 낼 수 있는 능력이 있다. 그리고 항상 일정한 에너지 수준을 유지하기 때문에 사람을 항온동물이라 한다. 반면 뱀이나 개구리는 변온동물이라 한다. 변온동물은 생명을 유지하기 위한 에너지를 100퍼센트 자체 생산하지 못한다. 그래서 추운 겨울에는 신진대사를 줄여 에너지 사용량을 줄이기 위해 동면에 들어가는 것이다. 또 아침이면 높은 바위에 올라 햇빛을 받는 해바라기를 한다. 태양에너지로 체온을 높이고 신진대사를 원활하게 하기 위해서이다.

모든 생명은 에너지를 만들기 위해 세 가지 원료가 필요하다.

첫 번째가 음식이다. 탄수화물·단백질·지방 등의 영양소를 태워 에너지를 만들어 낸다. 이 일은 소화기에서 담당한다. 소화기관, 즉 위장·소장·대장과 간의 건강이 에너지 생산의 첫 번째 요소이다.

두 번째는 산소이다. 산소가 없으면 아무리 좋은 음식을 먹더라도 소용이 없다. 우리 몸속의 모든 세포에는 미토콘드리아라는 생물이 살고 있다. 미토콘드리아는 산소를 이용하여 생명이 살아가는 데 필요한 엄청난 에너지를 공급해 준다. 산소의 공급은 코에서 시작하여 기관지를 거쳐 폐로 이어지는 호흡기를 통해 이루어진다.

세 번째는 사랑이다. 사랑을 먹지 못하는 사람은 살 수 없다. 반대로 사랑 받고 있는 사람은 늘 활력에 차 있다. 사랑은 모든 생물에게 에너지를 준다. 단지 표현과 전달 방법에 차이가 있어 우리가 알지 못할 뿐이다. 먹이가 부족할 때 미생물들은 융합을 통해 난관을 극복한다. 둘이 하나가 되어 식량 부족을 해결한다. 바다새의 새끼에 대한 사랑은 설명하지 않아도 모두 알 것이다.

우리가 키우는 애완 동물이나 식물들의 경우를 보면 더욱 선명하게 사랑의 힘에 대해 알 수 있다. 강아지나 식물을 키워 본 분이라면 모두 경험이 있을 것이다. 그들은 사랑을 주면 꼭 보답한다. 나아가 인간 사이의 사랑은 앞에서 짧막하게 밝힌 바 있는 음식과 산소만큼이나 사람의 삶과 에너지에 중요한 역할을 한다.

사랑 받지 못하는 사람은 늘 죽음을 생각하고 행동한다. 우울증 환자의 경우를 예로 들어보자. 그들은 자신을 이해해 주는 사람도 없고, 자신을 사랑해 주는 사람도 없다고 느낀다. 소외감을 느끼고 사랑에 굶주려 있다. 사람은 혼자 살 수 없다. 가족과 친구, 동료들의 사랑은 내 삶의 에너지가 된다. 사랑이 충만한 환경에서는 질병의 발생 자체가 어렵고, 설령 질병이 있다고 하더라도 치유가 빨라진다.

행복과 사랑은 인류가 가진 질병을 물리치는 기적의 치료약이다. 다만 이 기적의 치료약이 늘 과소평가 되고 있다는 것이 안타까울 뿐이다.

순환이 궁금하다고?

 단세포 생물은 막을 기준으로 나와 외부를 분리한다. 세포막을 사이에 두고 안쪽은 생명체인 '나'이고 바깥쪽은 '외부 환경'인 것이다. 이 막을 통해 영양분을 흡수하고 노폐물을 몸 밖으로 내놓는다. 막을 통한 생명체의 모든 행위에는 물이 필요하다. 그래서 단세포 생물은 물이 없는 곳에서는 살 수 없는 것이다.

일상적인 관점에서 다세포 생물은 물이 없는 건조한 땅에서도 살 수 있는 것처럼 보인다. 과연 다세포 생물에게 물이 필요 없을까? 약 60조 개의 단세포들이 모여 하나의 다세포 생물또는 개체을 이루는 것을 상상해 보자. 이 개체는 사람이며, 물론 사람도 단세포 생물과 마찬가지로 바다물를 필요로 한다최초의 생명은 바다에서 태어났다.

사람은 피부라는 주머니 속에 바다를 가지고 있다. 피부라는 방수

주머니 속에 체액이라는 바다를 채우고 그 속에서 60조 개나 되는 각각의 세포들이 삶을 영위한다. 체액이라는 바다를 통해 영양을 공급받고 노폐물을 내놓는다.

고인 물이 썩듯이 사람의 바다인 체액도 고여 있으면 썩게 마련이다. 그래서 생명체는 순환을 한다. 체액은 한 군데 머무르는 법이 없다. 끊임없이 돌고 돈다. 순환이 멈추고 고여 있는 곳은 질병이 있는 것이다. 따라서 부종은 질병의 초기 단계에서도 그리고 질병의 말기 단계에서도 항상 나타난다.

체액을 순환시키기 위해서는 에너지가 필요하다. 이 에너지를 이용해 체액을 순환시키는 펌프가 작동한다. 펌프의 작용이 없으면 체액은 순환하지 않는다. 우리 몸에는 펌프가 두 개 있다. 하나는 심장 펌프이고 또 다른 하나는 근육 펌프이다. 심장은 쉴 새 없이 고동친다. 심장에서 나온 혈액은 동맥을 타고 온몸의 구석구석까지 전달된다. 하지만 심장의 힘은 여기까지이다. 모세혈관에 도달한 혈액은 체액으로 바뀌고 체액은 더 이상 심장 펌프의 압력을 받지 못한다. 하지만 체액은 다시 심장으로 돌아가야 한다. 돌아가지 못하고 갇힌 체액은 썩기 때문이다. 다시 신선한 산소와 영양을 공급받아야 한다. 그래서 이번에는 근육 펌프의 도움을 받는다. 근육의 움직임에 의해 체액은 정맥으로 흘러들고 림프관으로 밀려간다.

사람이 잠을 잘 때 부동자세로 자는 법은 없다. 이리저리 뒤척인다. 아이들 잠자리를 보면 더욱 분명히 알 수 있다. 온 방을 누비면서 잔다. 혈액을 순환시키기 위해서이다. 자는 동안에도 근육 펌프가 작동되어야 하기 때문이다. 소파와 같은 좁은 공간에서 자고 일어나면 몸이 개운하지 않은 까닭도 여기에 있다. 중풍으로 거동을 하지 못하는 환자의 경우 간병인이 수시로 자리를 옮기고 자세를 바꾸어 주지 않으면 욕창이 생기는 이유도 이 때문이다.

심장의 힘을 받아 혈액을 운반하는 동맥은 굵은 관으로 되어 있다. 심장의 압력을 견뎌야 하기 때문에 두께가 두껍고 탄력이 있는 것이다. 대신 정맥은 두께는 얇지만 판막이 있다. 동맥은 대부분 위에서 아래로 흐르므로 혈액이 역류하는 일이 별로 없다. 중력의 영향도 작용하고 또 심장 펌프가 쉬지 않고 압력을 가하기 때문이다. 하지만 정맥의 혈액은 대개 사람이 서 있으면 중력에 역행하여 올라가야 하고, 근육의 움직임이 적거나 약할 경우 혈액이 역류할 염려가 있다. 그런 까닭에 정맥에는 판막이 있는 것이다. 한번 올라온 혈액이 역류하지 못하도록 밸브를 만들어 둔 것이다. 그래서 이 밸브에 의해 혈액이 차곡차곡 심장으로 돌아가게 된다.

사실 정맥혈보다 훨씬 많은 체액이 림프관을 타고 흐른다. 약 4배 정도 많은 체액이 림프관을 통해 심장으로 돌아온다. 그래서 림프순환도 중요하다. 림프순환에 있어서도 근육의 움직임은 아주 중요하다. 또한 림프순환은 마사지를 좋아한다. 마사지를 통해 체액을 사지 말단에서 몸통 쪽으로 밀어 올려 주는 것이 순환에 많은 도움을 주기 때문이다.

우리가 일상적으로 느끼는 운동을 하고 난 뒤의 상쾌한 기분과 목욕 후의 가뿐한 몸 그리고 마사지를 받고 난 후의 시원함은 많은 체액이 한꺼번에 순환에 참여하여 신선한 영양분을 몸 구석구석 전달하고 묵은 노폐물을 제거하는 과정을 거치게 되기 때문이다.

생명체는 체액의 순환 없이는 살 수 없다. 우리 몸의 구석구석 자리 한 단 하나의 세포도 체액의 순환을 받지 못하면 살 수 없다.

열^熱에서 한^寒으로 가는 여행

한의학에서는 갓 태어난 아이를 일러 '순양지체^{純陽之体}'라고 부른다.

인간의 세포는 하나의 수정란에서 분열되어 태어날 때쯤이면 약 3조 개로 불어난다. 하지만 성인 세포의 수준인 60조 개까지 불어나려면 아직도 엄청난 양의 세포분열이 필요하다. 그래서 아이들은 열이 많다. 계속 자라기 때문이다. 또한 자라는 과정에서 세포분열이 왕성하고 왕성한 세포분열을 하면서 열을 발생한다. 이 왕성한 세포분열을 할 때 엄청난 에너지를 필요로 한다. 그래서 아이들은 엄청나게 먹어대는 것이다. 호흡도 빠르고 심장의 박동수도 빠르다. 모든 것이 빠르게 진행된다.

아이들은 호기심 또한 많다. 아직 새하얀 뇌를 가지고 있기 때문이다. 보는 모든 것, 냄새나는 모든 것, 소리나는 모든 것, 만지는 모든 것이 신기하다. 하나같이 처음 보는 것들이다. 모든 것이 새롭다. 배워야 할 것이 산더미 같다.

아이들은 분주하다. 활활 타오르는 장작더미 같다. 맹렬한 기세로 움직인다. 천천히 걸어다니는 아이는 없다. 모두 뛰어 다닌다. 에너지가 넘친다. 아이들이 많은 유치원이나 학원 벽에는 항상 '뛰지 마시오' 라는 표어가 붙어 있다. 하지만 경로당에서 이 표어를 본 분은 없을 것이다. 이렇게 열기로 가득 차 있는 아이들은 병이 들면 꼭 열병을 앓는다. 맞이하는 모든 병이 처음 겪는 종류이기 때문이다. 처음 보는 질병과 맞서 싸우기 위해 면역체계가 총동원되기 때문이다.

아이들은 땀도 많다. 소아를 데리고 한의원을 찾는 엄마들의 공통된 말은 '우리 아이는 땀을 많이 흘린다'이다. 사실 거의 모든 아이들은 땀을 많이 흘린다. 잘 때 이불을 잘 덮지 않는다. 아이들은 열이 많기 때문이다. 그렇다고 아이들의 열을 꺾으면 안 된다. 아이들의 열을 꺾는 것은 성장을 막는 것과 같다. 다만 우리가 할 일은 아이들이 소모하는 엄청난 에너지를 감당할 만큼 영양을 잘 공급해 주고 과열되지 않도록 적절히 조절하는 역할만 해 주면 된다.

아이의 성장은 청년기까지 계속된다. 25세를 전후로 사람은 인생의 최고 절정기를 맞는다. 사람의 나이 25세 전후는 2세를 생산하기 위한 최적의 나이이다. 이때까지 사람의 몸은 완벽하게 보수된다.

사람의 DNA의 양쪽 끝에는 텔로미어telomere 라는 종말체가 붙어 있다. 이 종말체는 세포가 한 번 분열할 때마다 조금씩 떨어져 나가고 약

50여 회를 분열하면 세포가 자연사하도록 설계되어 있다. 그런데 25세 정도까지는 이 종말체가 떨어져 나가더라도 다시 재생되도록 해 주는 텔로머라아제^{telomerase}라는 효소가 분비되어 세포의 수명이 짧아지는 일이 없다. 2세 생산을 할 때까지는 인간의 삶을 보증해 주시는 하느님의 배려가 아닐까 한다.

하지만 이제 나이가 들어 30대가 훌쩍 넘어가면 이러한 하느님의 배려는 없어진다. 종말체의 길이는 점점 짧아지고 더 이상 재생되지 않는다. 노화의 길로 접어드는 것이다. 소아들의 경우 암에 걸리더라도 회복률과 생존율이 아주 높다. 또한 소아 중풍의 예로 보더라도 소아 중풍은 거의 후유증을 남기지 않는 경우가 많다. 왜냐하면 아이들은 계속 자라고 있고, 아직 채워지지 않은 부분이 채워지면서 이전의 부족함을 메워주기 때문이다.

나이가 들어 갈수록 몸은 식어간다. 재생의 힘뿐만 아니라 순환의 힘도 약해지기 때문이다. 올해의 겨울은 유난히 작년보다 더 추운 것 같다. 사흘 밤낮을 꼬박 새우고도 하룻밤의 휴식으로 가뿐해지던 몸은 가고, 하루만 밤을 새워도 사흘 밤낮이 괴롭다.

사람은 체온을 유지하기 위해 에너지가 필요하다. 에너지의 공급은 음식과 호흡을 통해 이루어진다. 그런데 나이가 들면서 영양의 흡수는 물론 호흡의 기능까지 약해진다. 심장의 힘과 근력은 점점 약해지고 순환의 힘도 약해진다. 이렇게 '순양지체'로 시작한 몸은 점점 식어 싸늘해지고 흙으로 돌아간다. 그래서 인생을 열^{熱}에서 한^{寒}으로 가는 여행이라 하는 것이다.

생체시계의 로미오와 줄리엣, 각성과 휴식

잠을 잘 자는 것은 인생의 축복이다. 불면증에 시달려 본 분만이 잠을 못 자는 고통에 대해 알기 때문이다. 그런데 사람은 왜 잠을 자는 것일까? 사실 인생의 1/3은 잠 속에 빠져 있으니 시간이 좀 아까울 때도 있다. 하지만 이 잠 속에는 우리의 생을 건강하고 길게 지속시켜 주는 비밀이 간직되어 있다.

잠을 재우지 않는 것은 고문에 속한다. 하룻밤 잠을 자지 못하고 학교에 가거나 일터에 나가게 되면 하루 종일 비몽사몽의 경지를 헤매게 된다. 잠은 휴식을 의미한다. 휴식을 통해 새로운 활동을 준비하는 것이다.

요즘은 '졸고 있음'을 죄악시하는 경향이 있는 것 같다. '병든 닭 같다'느니 '집중력이 부족하다'와 같은 수식어로 졸고 있는 사람을 비난한다. '졸고 있음' 혹은 '피곤해 보임'은 휴식이 필요하다는 말이다. 비난에 앞서 휴식을 주어야 한다. 휴식 후에 새로운 에너지를 주어야 한다. 사람은 매일 죽고 매일 살아나는 각성과 휴식의 과정을 통해 날마다 새로운 생명을 이어간다.

사람이 아침에 기상을 하게 되면 몸은 여러 가지 호르몬을 분비한다. 갑상선호르몬·아드레날린·부신피질호르몬 등의 각성호르몬이 그것이다. 밤에 자는 동안 굳었던 몸이 이 호르몬들의 작용과 근육의 움직임 그리고 햇빛 에너지를 받아 깨어나는 것이다. 오후가 되면 체온이 약 0.5도 정도 상승한다. 그만큼 에너지 소모가 많다는 것을 뜻한다. 기혈 소통이 원활하고 에너지 생산량도 많기 때문에 통증이나 질병에 대한 저항력도 강해진다.

반면 해가 지고 나면 인체는 낮에 나오던 호르몬들의 분비량을 줄이고 성장호르몬과 멜라토닌 등을 분비한다. 체온도 떨어져 약 0.5도 정도 낮아진다. 그래서 밤이 되면 혈액순환의 양이 줄어들면서 병의 증상이 좀 더 심해지거나 통증이 증가하기도 하는 것이다.

잠을 자는 것은 단순히 쉬는 것이 아니다. 잠을 자는 것은 낮 동안의 활동을 통해 손상된 조직을 수리하고 재생하는 시간을 가지는 것이다. 뇌 과학자들은 "자는 동안 사람의 뇌 속에서는 낮 동안에 일어났던 일들을 새로이 조직하고 기억에 담는 작업이 일어난다"고 말한다. 이렇듯 휴식이 없다면 뇌 기능의 향상도 기대하기 어렵다. 낮이 활동을 위한 각성의 시간이라면 밤은 수리를 위한 휴식의 시간이다. 사람은 각성과 휴식의 반복을 통해 건강하고 긴 삶을 영위해 나갈 수 있는 것이다.

휴식이 없는 삶은 사람의 정신과 몸을 모두 과열시킨다. 육체적 과열은 근육과 인대·관절·뼈의 소모를 가져오고 통증을 유발한다. 정신적 과로는 자율신경의 이상을 초래하고 과흥분된 교감신경계는 몸의 여러 기관을 말려버린다. 과로는 더 많은 에너지를 필요로 하기 때문에 심장의 압력을 증가시키고, 혈당을 증가시킨다.

또한 갑상선호르몬의 분비를 증가시키고 아드레날린의 분비를 증가시킨다. 지속적으로 증가된 심장의 압력은 고혈압으로 이어지고, 지속적인 혈당의 증가는 췌장의 인슐린 분비샘을 말려버린다. 갑상선호르몬의 분비는 처음에는 몸에 열을 내고 에너지 수준을 높여주지만 이도 마르고 몸을 싸늘하게 식혀 결국에는 기능 저하증이 되고 만다. 아드레날린의 분비 역시 마르고 부신의 기능이 약해져 결국에는 늘 피로감을 느끼게 된다. 고혈압, 당뇨병, 갑상선 질환, 만성피로, 돌연사가 모두 이에 연유한다. 암의 형성도 여기서 출발한다. 지속적으로 과열된 세포는 분열이 왕성해지고 파괴되고 복구되기를 반복한다. 과열된 세포의 생명주기는 돌연변이를 일으켜 암세포를 만들어낸다.

요컨대 건강하고 지속적인 삶은 인체의 과열을 어떻게 막을 것인가에 달려 있다고 해도 과언이 아니다. 다시 말하면 몸의 정상적인 각성을 위해서 휴식이 반드시 필요한 것이다.

잘 되면 **혈액순환 덕,** 못 되면 **혈액순환 탓**

- 급성염증과 만성염증 -

염증이란 주지하다시피 생체 조직이 손상을 입었을 때에 체내에서 일어나는 방어적 반응을 말한다. 이를테면 외상이나 화상, 세균 침입 따위에 대하여 몸의 일부에 충혈, 부종, 발열, 통증을 일으키는 증상이다. 이러한 염증 반응은 일반적으로 다음의 다섯 단계를 거친다.

첫째, 손상된 조직 세포에서 염증 반응을 일으키는 화학 물질, 즉 히스타민^{histamine} · 브래디키닌^{bredykinin} · 단백질 가수분해 효소 · 프로스타글란딘^{prostaglandin} · 류코트리엔^{leukotrien} 등을 방출한다.

둘째, 방출된 화학 물질에 의해 염증 부위로 혈류가 증가하는 홍반이 발생한다.

셋째, 모세혈관의 투과성이 증가되고 조직액이 증가되어 모세혈관

에서 다량의 혈장이 손상된 부위로 누출되어 비함요형^{손으로 누른 부위가}

^{쑥 꺼져 복구되지 않는 부종}의 부종을 유발한다.

넷째, 염증 부위로의 임파구가 침윤한다.

다섯째, 며칠이나 몇 주 후 치유 과정을 도와주는 섬유 조직이 증가한다.

이를 다시 설명하면 손상된 조직, 즉 세포막에 이상이 발생하면 국소 혈류를 증가시키는 정보전달물질이 방출되고, 이러한 정보전달에 의해 혈액의 역동적 변화가 발생하여 손상된 부위로 혈액이 모여들어 국소 부위의 종창과 부종이 발생하고, 이 부종 부위로 백혈구가 모이고, 백혈구의 수가 증가하는 침윤 현상이 발생한다. 이렇게 염증이 치유되는 과정에서 항상 열이 발생하는데, 열은 혈액이 모인 것을 의미한다. 손상된 조직은 자신을 치유하고 개체의 생존을 위해 영양 물질과 백혈구를 끌어 모으는 것이다. 백혈구의 증가는 고장난 세포의 파괴로 이어지고 외부 침입자와의 전투를 의미한다. 전투가 끝나고 나면 상처난 조직을 채우기 위해 섬유 조직이 증가하고 새로운 세포의 재생 및 복구가 일어난다는 말이다.

생명은 모두 자기 스스로 조직하는 패턴을 가지고 있다. 즉 끊임없이 재생한다. 이를 '자연 치유력'이라고 한다. 따라서 대개의 급성 질환에 나타나는 발열은 병리적인 현상이 아닌 자기 치유와 재생을 위한 치유 현상이다. 하지만 이 발열이 제어가 되지 않을 때 위험이 수반된다. 그래서 사용되는 것이 해열제이다. 하지만 이때 사용되는 해열제는 단기적 수단에 그쳐야 한다. 열^{에너지}이 없으면 치유와 재생이 되지 않기 때문이다.

　모든 손상된 질병 부위에는 혈액이 모인다. 혈액이 모인 것을 충혈이라 하는데, 이때 발열·발적·부종과 함께 염증이 발생한다. 요컨대 이것이 급성염증의 상태, 충혈의 상태, 열의 상태인 것이다.

　급성염증은 대개 발열과 함께 질병이 급격하게 진행되고, 그에 따라 결과물도 뚜렷하다. 깨끗하게 병이 낫거나 심각한 후유증을 남기게 된다. 예를 들어 감기로 며칠 고생을 할 때 열이 나고 몸이 아픈 괴로운 날을 2~3일 보내고 나면 훨씬 빨리 낫는 경험을 해본 적이 있을 것이다. 또 상한 음식을 먹고 배탈이 났을 때도 마찬가지이다. 구토를 하거나 급격한 설사를 경험하고 나면 훨씬 빠르게 회복되기도 한다.

　급성염증의 시기가 지나가면 질병과 인체의 타협의 시기가 찾아온다.

　급성염증이 원인이 되는 외부 자극세균, 바이러스이나 내부 손상이 완전히 치료되지 않았는데 몸의 면역세포가 더 이상의 전투를 포기하고 질병과의 공존을 선택하는 경우가 바로 만성염증의 시기이다. 이때는 질병의 세기도 완만해지고, 이 질병을 제거하려는 내 몸의 면역작용도 유순해진다. 질병과 인체가 공존을 시도하는 것이다.

　만성염증은 울혈鬱血 혹은 한증寒症이라 불리기도 한다. 충혈이란 혈액이 병변 부위로 급격히 이동하여 손상된 조직을 신속히 탈락시키는 과정을 말하는데 반해, 울혈은 이와는 정반대로 인체 조직에 손상이 있음에도 불구하고 자연 치유력을 발휘하기 위한 정보전달이 일어나지 않아 체액이 정체되고 경도의 염증이 지속적으로 유지되는 상태를 일컫는다.

조직의 손상을 치유하기 위해서는 혈액의 순환을 통한 영양 공급이 일어나야 하고 손상된 조직을 탈락시키기 위해서는 백혈구의 작용을 필요로 한다. 즉 영양분과 백혈구를 모으기 위해서는 혈관의 투과성을 높이고 혈액을 모으기 위한 정보전달물질, 즉 히스타민이나 프로스타글란딘 등의 국소 호르몬이 분비되어야 하는데, 울혈의 상태에서는 이러한 호르몬이 원활하게 분비되지 못한다. 따라서 손상된 조직이 탈락되지 못하고, 충분한 영양도 공급되지 못하는 상황이 되어 조직액 속에는 점점 노폐물이 쌓여가고 수소 이온의 양이 증가하여 체액의 성분이 탁해지는 것이다.

수소 이온과 젖산의 양이 증가하면 통증이 발생한다. 손상된 조직은 국소 염증을 일으킨다. 그러나 혈액의 흐름이 정체되어 있으므로 국소 부위의 온도는 상승하지 않는다. 체액의 흐름은 느려지고 조직액은 돌아갈 길을 잃고 부종을 일으킨다. 이러한 질병의 양상을 울혈, 만성 염증의 상태, 한의 상태라고 일컫는 것이다.

조직의 손상을 회복하기 위해서는 반드시 혈액의 흐름이 필요하고 혈액을 통해 조직을 복구할 영양 물질과 수리를 담당할 백혈구의 공급과 교체가 이루어져야만 한다. 하지만 울혈된 조직은 이러한 혈액의 흐름이 차단됨으로써 조직의 자연 치유력이 떨어지게 된다. 또한 정상적인 조직의 복구가 어려워진 반면 상처 부위의 빈 공간을 메우는 섬유화는 가속된다. 건강한 세포의 숫자는 줄어들고 그 자리를 결합조직인 섬유가 차지하는 것이다. 섬유화가 가속되면 인체의 기혈氣血은

승강 출입에 장애가 발생한다^{에너지대사와 물질대사가 방해받는다.}

급성염증과 만성염증의 치료는 모두 혈액순환의 조절에 그 관건이 달려 있다. 급성염증으로 충혈과 발열이 진행되고 있을 때는 지나친 혈액의 팽창을 막아주는 것이 급선무이다. 그래서 청열 해독의 방법이 사용되고 해열제나 소염제가 필요한 것이다.

만성염증의 경우는 병변 부위의 혈액순환을 살리는 것이 가장 중요하다. 그래서 혈액이 충분히 공급되게 하고 노폐물이 빨리 처리될 수 있도록 도와주어야 한다. 그 이후의 처리는 내 몸이, 각각의 세포가 알아서 모두 해 주기 때문에 행혈·활혈·보기·보혈의 방법이 필요하다^{혈액순환을 활발하게 하고 노폐물을 제거하고 에너지를 공급하는 치료방법.}

마지막으로 항상 명심해야 할 것은 우리의 몸속에는 자연 치유력이 내장되어 있다는 것이다. 자연 치유력을 살리는 치료가 가장 좋은 치료이다.

사람의 일생이 열에서 한으로의 여행이듯 질병의 변화도 열^{급성염증}에서 시작하여 한^{만성염증}으로 가는 단계를 거친다. 따라서 과열되어 있을 때는 식혀 주고, 힘이 약해져 있을 때는 도와주는 치료의 묘미가 필요하다.

너무 완벽한 생체 필터

- 노폐물 처리 -

최초의 생명체는 바다에서 태어났다. 그래서 생물은 물 없이는 살 수 없다. 생명은 물을 통해 영양분을 흡수하고 물을 통해 노폐물을 배설한다. 최초의 생명체가 바다에서 생겨났을 때 모든 영양의 흡수와 노폐물의 배출은 막을 통해 이루어졌을 것이다. 즉 생명은 막 내부의 환경과 막 외부의 환경의 차이를 이용해 영양분과 노폐물의 출입이 가능했을 것이다. 하지만 생물이 진화함에 따라 그 구조가 복잡해지고 기능이 다양해지면서 외부 환경으로서의 바다가 생명체의 내부로 들어오게 되었다.

동물과 같은 육상 생명체는 피부를 통해 내부와 외부를 구분하고 체액이라는 바다를 가지게 되었다. 이 체액의 신선도가 생명의 건강을 좌우하게 됨에 따라 체액을 깨끗이 유지해야 할 필요가 생겼다. 그래서 생겨난 것이 필터이다. 생명체는 끊임없는 체액의 순환을 통해 노폐물을 걸러냄으로써 바다를 청정하게 유지할 필요가 생긴 것이다.

사람은 체내의 노폐물을 제거하기 위한 네 개의 필터를 가지고 있다.

첫 번째가 콩팥이고, 두 번째가 간이고, 세 번째가 임파절이고, 네 번째가 폐이다.

콩팥은 무기질의 필터이다. 우리 몸속의 체액을 바다와 같은 염도로 조절하고, 체액의 압력을 조절한다. 또한 물에 녹는 수용성 찌꺼기들의 재활용과 배출을 담당한다. 체액의 농도가 바닷물과 비슷한 이유는 콩팥이 우리 몸속의 염분 농도를 태초의 생명이 바다에 살았던 환경을 재현하려고 하기 때문이다^{사실은 바닷물이 좀 더 짜다}. 또한 체액의 양을 조절함으로써 체액의 압력을 조절한다. 콩팥의 압력 조절 여하에 따라 체액의 양이 변하고, 그에 따라 우리 몸의 혈압이 올랐다 내렸다를 반복하게 된다. 각종 미네랄의 흡수와 배출을 조절하고 수소 이온과 요소의 배설을 조절함으로써 체내 산과 염기의 농도를 조절한다.

간은 유기질의 필터이다. 간은 소화관을 통해 음식물에서 흡수된 여러 가지 영양분들과 각종 이물질들이 간을 통해 전신으로 전달되는 첫 번째 관문이다. 간에서는 소장을 통해 흡수되어 들어온 영양분들을 다시 한번 살균하고 분해하고 합성한다. 간세포에서는 담즙을 생산한다. 간세포에서 만들어진 담즙은 간으로 흡수되는 영양분이 이동하는 반대방향으로 흘러간다. 즉 담즙은 간에서 생산되고 담낭에 저장된 후 십이지장으로 배출된다. 이 담즙의 기능은 아주 중요하다. 담즙은 소장에서 음식물에 작용하여 지방질의 흡수가 용이하도록 도와준다.

또한 지용성비타민이나 지용성 영양 물질의 흡수를 돕는다. 담즙이 충분히 분비되지 않으면 지용성 영양 물질의 흡수에 장애를 초래하게 된다. 또한 간 내에서 이루어지는 노폐물의 처리에도 관여한다. 간에서 분해되거나 걸러진 지용성 노폐물이 담즙에 녹아 소장으로 버려지고 대변과 함께 체외로 배출되기 때문이다. 그래서 담즙의 원활한 배출은 체내 지용성 노폐물의 처리에 중요한 역할을 담당하는 것이다. 예를 들어 음주를 자주 하여 지방간이 발생하면 담즙의 생산과 분비가 방해를 받게 되고, 이로 인해 체내에 기름 찌꺼기들이 쌓이게 되어 지용성 독소들의 배출이 어렵게 된다. 모든 지용성 호르몬들의 합성과 분해도 간에서 이루어진다. 즉 성호르몬^{남성호르몬과 여성호르몬}의 합성과 파괴에 관여하여 지나치거나 부족하지 않도록 도와주는 역할을 하게 된다. 남성호르몬의 합성이 원활하지 못할 경우 성욕 저하가 초래되고, 여성호르몬의 분해가 적절치 못하여 지나치면 유방암이나 자궁암의 원인이 될 수 있음이 그것이다.

세 번째 필터는 임파절이다. 체액의 순환은 동맥과 정맥에서만 이루어지는 것이 아니다. 임파선을 통한 임파액의 순환도 체액의 순환에 포함된다. 오히려 임파액이 동맥과 정맥을 통한 혈액의 양보다 4배 정도 더 많으니 그 중요성을 간과할 수 없다. 소화관, 특히 소장에서 영양분을 흡수할 때 지방은 담즙에 의해 유화되어 체내로 흡수된다. 그리고 이 작은 지방 알갱이는 간으로 가지 않고 임파관을 통해 심장 쪽으로 곧바로 이동한다. 그래서 임파관의 색깔이 지방 알갱이들에 의해 뿌옇게 보이는 것이다. 또한 앞에서 인체의 모든 세포들은 그 생명주기에 따라 파괴되고 새로운 세포로 교체된다고 짤막하게 밝힌 바 있다. 이때 파괴된 모든 조직들은 임파관의 군데군데 있는 임파절에서 백혈구의 작용을 받아 분해되고, 재활용될 수 있는 형태로 재구성된다. 또한 세균의 침입이 있을 때에도 세균이 혈액을 따라 순환할 수 없도록 임파절에서 백혈구들이 저지하고 한바탕 싸움을 벌이게 된다. 그래서 감염증이 있을 때 목이나 겨드랑이의 임파절이 부어오르게 되는 것이다. 이것은 나의 군대^{백혈구}와 적^{세균}이 싸우고 있음을 의미한다. 암이 발생했을 때도 마찬가지이다. 이상 변형된 돌연변이 세포가 임파절에 도착하게 되면 백혈구는 이들의 순환을 저지하고 제거하려는 노력을 벌이게 된다.

네 번째 필터는 폐이다. 우리 몸을 이루고 있는 모든 세포의 대사산물 중 가장 많은 것이 이산화탄소이다. 폐의 호흡에 의한 이산화탄소의 배출은 체액을 청정하게 유지하는 데 있어 그 무엇보다 중요하다. 체액 내에 이산화탄소가 많아지면 우리 몸은 산성으로 변한다. 호흡으로 산소를 받아들이는 것도 중요하지만 이산화탄소를 배출하는 것은 더 중요하다.

이상으로 우리 몸의 바다인 체액을 건강하고 청정하게 유지하기 위한 네 가지 필터에 대해 알아보았다.

청정한 체액은 인체를 구성하고 있는 모든 세포들에게 건강한 삶을 보장해 준다. 나아가 우리 몸의 필터가 제대로 작용하기 위해서는 혈액과 체액이 원활히 순환해야 한다는 점을 잊지 말아야 한다. 체액의 순환은 이 모든 작용의 기본이므로….

손자병법을 뛰어넘는 생체 내의 병법서 (1)

- 면역의 방어작용 -

면역이란 문자 그대로 풀어보면 역^{疫}을 면한다는 뜻이다. 그 옛날 전염병이 인류의 가장 큰 적이던 시절, 전염병에 의해 형제 자매와 동네 사람들을 모두 잃는 경우가 허다했던 사람들에게 전염병을 피해 살아남는다는 것은 천운과도 같았을 것이다. 이렇듯 전염병을 피해 살아남는 것이 면역인 것이다.

좀 더 자세히 말하자면 면역이란 주로 외부 침입자에 대한 인체의 방어를 말한다. 사람은 자연 환경의 일부이다. 사람이 살고 있는 환경은 여러 생물이 함께 살고 있는 생태계를 이루고 있다. 햇빛^{태양에너지}을 원료로 식물이 살고 있고, 이 식물을 먹이로 여러 초식동물이 살고 있고, 초식동물을 먹이로 하는 육식동물이 살고 있다. 이들은 하늘과 땅과 바다에 모두 존재한다. 이렇게 눈에 보이는 생태계가 있는가 하면 눈에 보이지는 않지만 그보다 훨씬 규모가 큰 생태계가 또 하나 존재한다. 바로 미생물의 세계인 세균과 바이러스의 세계가 그것이다. 세균과 바이러스는 언제 어디서나 존재한다. 펄펄 끓는 용암 주변에도 존재하고, 모든 것이 얼어붙은 극지방에도 존재한다. 물론 사람의 몸에도 존재한다. 사람의 피부와 장 속, 기관지 속, 입 속 등이 바로 이러한 미생물의 서식처이다. 사람은 이 미생물과 공존하며 살고 있다. 사람과 공존하는 미생물 중 가장 많은 수가 유산균에 속한다. 유산균은 젖산을 분비하여 피부를 혹은 장내를 약산성으로 유지하고 잡균의 번식을 막아 주는 역할을 한다. 또 여러 가지 병원균들도 존재하는데 건강한 상태에서는 사람의 면역체계와 유산균과 세력의 균형을 유지한다.

그런데 이러한 균이 체내로 들어왔을 경우 문제가 좀 달라진다. 세균은 모두 체외, 말하자면 피부나 점막의 바깥쪽에 살면서 인간과 공존해야 하는데, 이들이 이 일차 방어막을 뚫고 체내로 들어오면 이물질이 된다. 그러면 우리 몸은 경보를 울리고 면역체계가 발동되고 이들을 없애기 위해 군대를 동원한다. 이때 동원되는 군대가 바로 면역세포이다. 피부의 랑게르한스세포, 간의 쿠퍼세포, 비장의 대식세포와 과립구, NK 세포 등이 일차적으로 비특이적 반응^{무차별적인 공격}을 보인다. 여기에 T 세포와 B 세포가 가세하면서 항체를 만들어 내거나 감염된 세포를 파괴한다^{특이적 반응 : 하나의 항원에 하나의 B 세포가 일 대 일로 대응한다. 즉 B형간염바이러스에 대한 항체를 가진 세포는 천연두 바이러스에는 전혀 반응하지 않는다}. 만일 이 싸움에서 지게 되면 패혈증으로 사망하거나 또는 지루한 염증과 치유의 공방전인 만성병으로 넘어가게 된다. 하지만 전투에서 승리하게 되면 우리 몸은 치유가 되고 또 면역세포의 기억작용에 의해 두 번째 싸움에서는 아주 쉽게 이길 수 있게 된다.

면역의 또 다른 기능은 자기감시 기능이다. 면역세포는 혈액을 타고 조직을 지나 림프액을 따라 돌아다닌다. 이렇게 순찰을 끊임없이 하면서 고장난 세포나 감염된 세포를 찾아낸다. 사람의 몸은 고정불변의 것이 아니다. 죽는 그날까지 계속 변한다. 각각의 세포는 수명이 있고 수명을 다한 세포는 세포자연사라는 과정을 거쳐 죽어 없어지고 새로운 세포가 줄기세포에서 자라난다. 이러한 분열 과정 중에 우리의 세포 역시 실수를 한다. DNA 복제 과정에서 미스프린트가 생기게 되는 것이 그것이다. 활성 산소의 공격이나 노화에 의해 혹은 세균이나 바이러스에 의해서도 DNA는 공격받을 수 있다. 하지만 인간의 면역세포는 고장난 세포를 찾아내고 이들을 제거할 수 있는 능력을 지니고 있다.

누구에게나 하루에 몇 개씩의 암세포는 생겨난다. 하지만 암세포가 암이라는 질병을 이룰 만큼 자라기 전에 파괴하는 것이 바로 이 면역세포의 자기 감시 능력이다.

우리 몸을 이루는 모든 세포는 한 가지 표식을 가지고 있다. 바로 '나'라는 명찰^{MHC}이다. 이 명찰을 달고 있는 세포는 아군이다. 그러나 이 명찰이 오염되었거나 다른 이름이 쓰여 있으면 면역세포는 가차없이 그 세포를 파괴한다. 이때 면역세포도 간혹 실수를 하곤 하는데, 바로 멀쩡한 명찰을 달고 있는 자신의 세포를 공격하여 스스로 염증을 일으킨다. 이를 일컬어 자가면역질환이라고 한다.

암은 주로 반복적으로 손상이 일어나는 곳에 발생한다. 맵고 짠 음식에 의해 계속 공격을 받은 위장세포, 담배 연기에 찌들은 폐세포, 알코올을 분해하기 위해 밤낮으로 일하는 간세포, 대변^똥이라는 유독 물질에 매일 노출되는 대장세포가 분열과 세포사를 거듭하다 과열되고, 과열된 세포가 분열을 거듭하다 보면 한 번의 오점^{미스프린트 : DNA의 잘못된 복제, 돌연변이 세포의 형성}이 생길 수 있는데, 바로 이것이 암세포로 자라는 것이다. 이러한 점에서 암은 더 이상 죽고 싶지 않은 세포의 반란으로 볼 수도 있다. 영원히 살고 싶은 세포의 바람은 성장호르몬을 무한정 분비하고 혈관을 만들어 영양분을 갈취하며 무한 분열 모드로 이어진다. 이것이 바로 암세포의 실체이다. 최근 연구에 의하면 이러한 암세포가 면역세포의 자기 감시 기능을 피하는 또 다른 방법을 가지고 있다는 것이 밝혀졌다. 아예 명찰을 달지 않는 방법이다.

결론적으로 말해 우리가 보통 면역이라 하면 주로 외부 침입에 대항해 싸우는 정도만을 생각한다. 하지만 면역 기능에는 외부 침입에 대항하는 것 못지않게 중요한 자기 감시 기능도 있음을 늘 염두에 두어야 한다.

손자병법을 뛰어넘는 생체 내의 병법서 (2)

- 피부와 점막에서의 방어작용 -

사람은 지구라는 거대한 생태계의 일원임과 동시에 30억
년 전 지구상에 생명이 최초로 태어나면서 시작된 생물의
생존과 진화 과정의 최종 산물이기도 하다참고로 지구의 나이는
약 45억 년이다. 이러한 생명은 생식을 통해 자신의 유전자를 후손에 전하
고, 생식을 방해하는 요소는 가차없이 제거하기 위해 노력해 왔다.
더불어 번식에 도움이 되는 여러 가지를 발전시켜 오기도 했다.

생태계의 한 구성원인 사람은 그 자체로 또 하나의 생태계를 이룬다.
여기에는 인체에 이로운 생물뿐 아니라 해로운 병원균도 포함되어
있다. 이를테면 피부와 내장 점막 등에 서식하는 수많은 세균과 바이러
스, 심지어 체내로 들어와 살고 있는 기생충까지 약 100조 개 이상의
개체가 인체를 자연 삼아 살고 있다. 이러한 공생과 기생은 인체가

최적의 상황을 유지할 때까지는 아무런 문제가 발생하지 않는다. 또한 60조 개에 달하는 인간의 세포는 각각의 역할을 담당하고 일사불란하게 조직된 하나의 개체를 형성하고 외부 환경과의 조화를 이룬다.

그러나 인체를 둘러싼 환경이 변화하고 체내로 변화를 감지한 정보가 전달되고 혈류^{혈액의 흐름}의 변화가 발생하면 비로소 인체와 자연과의 투쟁이 시작된다. 사람은 외부 환경의 공격을 방어할 수 있고 내부 붕괴를 조절할 수 있을 때 비로소 생명으로서 존재한다. 이러한 방어력이 무너지면 질병을 앓게 되고 삶을 마감하게 된다.

외부 세력의 침입과 내부 감시의 붕괴는 항상 방어력이 무너진 곳을 틈타 일어나는데, 이를 한의학에서는 사기소주 기기필허^{邪氣所湊其氣必虛} 라고 칭한다. 미생물의 침입이 있거나 질병이 발생한 곳은 항상 나의 방어력이 약해져 있다는 말이다. 그리고 한의학에서는 위, 소장, 대장, 담, 방광, 삼초를 육부^{六腑}라고 한다. 우리가 흔히 말하는 오장육부의 그 육부이다. 사람의 육부는 주로 소화기능을 담당하면서 동시에 인체의 면역과 방어 작용에 중요한 역할을 하고 있다.

사람은 자신의 몸을 외부와 경계짓고 외부 침입자로부터 생명을 보호하는 보호막을 가지고 있다. 인체를 감싸고 있는 보호막의 바깥쪽은 피부로 덮여 있고 건조하게 유지하고 있다. 일종의 방수막 역할을 통해 외부에서 가해지는 충격이나 상처 혹은 미생물의 침입에 대비하는 것이다.

실제로 피부에서는 RNA 분해 효소와 세포벽 융해 효소가 분비된다. 바이러스의 많은 수가 RNA로 이루어져 있고, 세균이 세포벽을 가지고 있다는 것은 이미 널리 알려져 있는 사실이다. RNA 분해 효소는 바이러스의 유전자를 파괴하고 세포벽 융해 효소는 세균의 세포벽 형성을 방해하여 세균의 증식을 막는다.

하지만 안쪽 면은 상황이 정반대이다. 안쪽 면은 모두 축축한 점막으로 이루어져 있고 단단한 막으로 방어하는 외부 피부와는 다른 형식의 방어 전선을 펴고 있다. 그 이유는 생명 유지를 위한 통신과 물질 교환을 해야 하기 때문이다. 안쪽 방어면의 대표적인 부분은 호흡기의 기관지 점막과 폐의 표면, 호흡 상피, 소화기의 구강·식도·위장·소장·대장의 점막 상피, 요도 그리고 여성의 질상피와 남성의 전립선 등이 그것이다. 이 기관들은 모두 점액을 분비한다. 그리고 점액 속에는 다량의 면역 항체가 포함되어 있다. 주로 IgA라고 하는 면역 항체가 분비되는데 외부에서 들어온 침입자, 즉 미생물^{세균과 바이러스}이나 독소를 중화시키는 역할을 한다.

또한 이들 축축한 표면은 모두 약산성을 띤다. 산성 환경은 곰팡이나 세균 등이 살 수 없는 환경을 만들어 인체를 방어한다. 이 산성 환경을 만드는 작용은 주로 유산균에 의해서 이루어진다. 그래서 장 속이나 폐 속, 질 속에는 모두 유산균이 최우세균으로 서식하고 있는 것이다.

요컨대 유산균이 산을 분비하여 인체를 보호해 주고, 사람은 유산균이 살 수 있는 생태계를 제공하는 것이다. 이런 이유로 지나치게 자주 씻는 행위는 피부와 점막의 방어력을 약화시키는 것이다. 유산균은 살아 있는 생명체이다. 그렇기 때문에 먹이가 풍부하고 생육에 적합한 좋은 환경이 유지되어야만 유산균은 번성할 수 있다. 하지만 연기로 가득 찬 폐 속에서는 유산균의 번식이 어렵다. 술로 소화기관을 계속 씻어내면 장내에서도 유산균이 살기 어렵게 된다.

전술한 바처럼 인체는 정상적인 삶을 영위하기 위해 외부로부터의 위협에 적절히 대항하고 이를 해결해야만 한다. 이러한 외부로부터의 위협을 풍한서습조화風寒暑濕燥火 : 인간을 둘러싸고 있는 환경의 변화, 온도·습도·압력의 변화가 병의 원인으로 작용함의 육기六氣라 보아도 좋고, 구체적으로 세균·바이러스·기생충 등의 미생물 침입이라고 보아도 좋다. 온도와 습도 그리고 압력에 의한 환경적 요인도 외사外邪 : 외부에서 들어온 병의 원인에 속한다. 이러한 외사의 침입을 막기 위해 인체는 일차 방어선을 구축하고 있는데, 그 중 가장 큰 기관이 피부이다.

피부는 기저층의 줄기세포로부터 새로운 세포가 끊임없이 생산되어 자라 표피로 올라옴과 동시에 표피로 올라온 세포는 죽어 케라틴층을 형성한다. 이렇게 형성된 것을 각질층이라 하는데, 이 각질층은 죽은 세포를 방어에 이용함으로써 항상 외부와 접촉하는 피부의 방어 작용을 완성한다.

또한 피부 표면에는 많은 세균이 서식하고 있는데, 이 중 유산균의 서식은 앞에서 짤막하게 언급한 것처럼 인체의 방어에 중요한 역할을 한다. 유산균의 대사로 인해 생산된 부산물인 젖산은 약산성의 산도를 유지하고 잡균의 증식을 막아 주기 때문이다.

그리고 피부는 직접 외부 공기와 접촉함으로써 항온동물로서의 체온을 조절하는 중요한 역할도 맡고 있다. 피부를 통한 열의 전도·복사·대류 작용으로 체온을 조절하는 것이다. 물론 발한을 통한 체온

조절과 수액의 조절도 이에 포함된다.

이와 같이 피부가 죽은 세포를 통해 건조한 방어를 수행하고 있는 반면 점막을 통해 축축한 방어를 하는 곳을 육부라 할 수 있다. 구강에서 식도, 위장, 소장, 대장까지의 소화관은 모두 육부의 영역에 해당한다. 이외에도 점막으로 구성된 호흡관과 생식관도 소화관과 유사한 점막 면역계를 형성한다.

소화관은 사람이 살기 위한 필수 에너지의 공급원으로서 음식을 매일 먹고 처리해야 하는 기관이다. 인체와 외부 물질이 접촉하는 곳이고 물질 교환이 끊임없이 이루어지는 곳이다. 또한 인체에 서식하는 대부분의 생명체가 살고 있는 곳이기도 하다.

위장관 내에서 살고 있는 미생물들은 때론 인체에 유익하기도 하고 혹은 유해하기도 하다. 평소에는 유익하다가도 무서운 적으로 돌변하기도 한다.

소화관의 점막은 항상 점액으로 보호받고 있으며 IgA라는 면역 항체를 다량 분비하고 있는 B 세포 면역의 중심지이기도 하다. 또한 점막세포는 여러 가지 손상, 즉 화학적·물리적 손상에 쉽게 상처받고 변성되기 쉽다. 이러한 이유로 인체는 점막세포의 교체 주기를 짧게 유지한다. 고장난 세포를 없애버리고 새살이 빨리 돋게 하는 것이다. 위장은 약 3일 정도이고, 소화관의 말단으로 갈수록 그 주기가 조금씩 길어져 대장은 약 7일 정도의 교체 주기를 가진다. 세포가 손상되고 변성되기 전에 갈아치우는 것이다. 이렇듯 사람은 인체라는 구조를 보호하고 유지하기 위해 방어막으로서의 피부와 점막구조를 가지고 있다. 이

두 가지 장벽이 뚫리게 되면 전투는 인체의 외부가 아닌 내부에서 치르게 된다. 그래서 인체의 일차 방어선으로서의 피부와 점막 면역계의 건강이 아주 중요한 것이다.

당신을 보호하는 보이지 않는 테니스 코트장

- 점막 면역계 -

호흡기·소화기·생식기를 싸고 있는 축축한 표면을 점막이라 일컫는다. 이러한 점막은 주로 물질 교환과 더불어 인체를 보호하는 면역 작용을 담당하고 있는데, 이것을 점막 면역계라고 한다. 점막에는 수많은 림프조직이 있는데, 이곳에는 인체의 다른 장기에 비하여 T 세포, B 세포, 단핵구 및 대식세포와 같은 면역세포가 더 많다.

B 세포는 항체를 만드는 면역세포이다. B 세포가 항체를 만들기 위해서는 형질세포라는 덩치가 큰 형태로 변화되어야 한다. 이 형질세포는 사람의 소장에 가장 풍부하게 분포하고, 실제로 B 세포가 만들어내는 체내 면역글로불린[항체] 생산 세포의 약 80퍼센트가 점막 면역계에 존재한다고 알려져 있다. 이렇게 B 세포는 장을 근거지로 삼고 있어

B 세포를 포함한 면역세포 덩어리를 '장에서 유래된 림프조직'이라고도 부른다. 이 '장에서 유래된 림프조직'은 항원^{미생물이나 독소}에 항상 노출되어 있고, 음식물에 포함된 항원은 소장에, 세균에서 유래된 항원은 대장에 가장 풍부하게 분포한다.

사람의 소화관 점막의 면적은 아주 넓다. 실제로 이 점막을 모두 펼칠 경우 테니스 코트장만 하다. 이 점막에 분포한 면역세포는 생리학적으로 활성화되어 있긴 하지만 인체에 유해할 정도의 면역 반응이나 염증 반응을 일으키지는 않는다. 하지만 항상 미생물과 독소와 같은 항원에 노출되어 있으므로 많은 양의 면역글로불린^{항체}을 생산하는데, 이때의 주된 생산물은 IgA라고 하는 면역글로불린이다.

IgA는 사람이 매일 만들어 내는 면역글로불린 중 약 60퍼센트를 차지한다. 병원균이나 독소에 대한 일차적인 방어 기전을 담당하는 IgA는 일부가 전신 순환계로 들어가 작용을 한다. 이는 장관의 질병^{염증}^{성장질환의 경우}이 때때로 관절에 통증을 일으키기도 하는 원인으로 작용한다. 호흡기·생식기·감각기와 같이 외부 환경과 접해 있는 기관은 모두 IgA를 이용한 분비성^{체액성} 면역을 기본으로 이용한다. '분비성면역'이란 '침^{타액}'과 같은 분비물과 함께 IgA 항체를 분비하여 면역작용에 이용하는 것을 말한다. 그래서 점막 면역계는 분비샘, 분비물, 항체를 모두 가지고 있다.

IgA는 일차적으로 점막 방어 기전을 수행하는 과정에서 미생물과 세균, 독소와 그 밖의 해로운 항원이 체내로 들어오는 것을 막거나 체내에서 제거하는 역할을 한다. 또 IgA는 패이어스패취^{소장에서 면역세포가}

^{모여 있는 조직 덩어리}에서 항원^{외부 독소나 침입미생물}의 처리를 증가시키고 대식세포의 탐식 기능을 증가시켜 병원균에게 필요한 성장 인자와 효소를 억제해 준다.

IgA의 다른 특징은 염증 반응이 일어나지 않는다는 것이다. 반면 IgG^{가장 일반적인 면역 항체의 한 종류}는 보체를 활성화시켜 유해한 항원으로부터 인체를 보호하기 위해 이차적인 점막 방어 기전을 수행하고 점막의 투과성을 증가시켜 '염증 반응'을 유발한다.

IgA에 의한 '분비성면역' 작용으로 장내의 항원 제거가 원활하지 못하게 되면 IgG의 작용이 우세하게 되고 IgG의 생산이 증가하면 염증 반응이 많아지게 된다. 소화기관은 영양 흡수가 최우선인 곳이다. 그런데 이곳이 끊임없이 염증으로 시달려야 한다면 아마 사람이 일상적으로 살아가기가 쉽지 않을 것이다. 그래서 염증 반응을 일으키지 않고 분비성 체액을 통해 면역 반응을 조절하는 것을 체액성 면역이라 일컫는데, 이는 주로 소화기관과 호흡기관의 면역기능을 담당한다.

점막 면역계의 작용 (1) - 소화기관

소화기관인 소장에는 패이어스패취라는 특별한 기관이 있다. 패이어스패취^{소장에서 면역세포가 모여 있는 조직 덩어리}는 소장 점막의 곳곳에 자리잡고 있는 점막 면역계의 대표 기관 중 하나이다. 점막 면역계는 미생물이나 독소 같은 항원에 면역세포가 노출되는 경우 IgA를 생산하도록 도와준다. 이들은 형질세포^{B 세포가 작용하기 위해 덩치를 키운 세포}와 세포독성 T 세포^{각 세포의 기능 이상을 탐지하고 파괴} 등으로 분화하여 IgA를 분비하거나

T 세포 반응을 일으켜 항원을 중화하거나 감염·손상된 세포를 파괴하는 등의 기능을 한다.

보통 패이어스패취는 주로 포유동물의 소장에 존재한다. 이곳에는 점액을 생산하는 배세포^{술잔세포}가 없는 대신 분비선과 림프절이 함께 있는 림프선 복합체로 구성되어 있다.

사람에게는 약 3만 개 정도의 패이어스패취가 존재한다. 그 중 장에서 유래된 림프조직인 패이어스패취와 림프세포 등에는 체내 면역세포의 약 10퍼센트가 존재하고, 점막 고유층에는 면역글로불린^{항체}을 생산하는 B 세포의 80퍼센트가 존재한다. 따라서 위장관은 거대한 면역 기관으로 인체 방어에 있어 아주 중요한 역할을 담당한다는 사실을 알 수 있다.

점막 면역계는 이처럼 매우 효율적으로 외부 침입에 대항해 싸우는 체계를 가지고 있다. 세균, 바이러스 및 기생충에 대항해 인체를 보호하기 위해 면역 작용을 하는 반면 정상적으로 인체 내에 필요한 정상세균총이나 음식물에 대해서는 면역 반응을 일으키지 않는 면역 관용 작용을 적절히 수행하고 있는 것이 바로 그 예이다. 이는 전술한 바와 같이 위장관 내의 일차적인 면역 반응이 IgA에 의한 분비성^{체액성} 면역 작용에 의해 이루어지기 때문이기도 하다.

점막 면역계의 작용 (2) - 호흡기관

호흡기계통은 인체의 혈액이 외부 환경에 특별하게 노출되어 있는 면적이 넓은 부위이다. 따라서 공기 중에 떠 있는 전염성인자와 비전염

성인자의 침입을 쉽게 받을 수 있다. 그런 만큼 호흡기계통의 방어기전은 치밀하게 짜여 있다.

10마이크로미터 이상 되는 큰 입자는 비강에서 걸러지고, 2~10마이크로미터의 입자는 점액이 덮여 있는 섬모상피에서 걸러지게 된다. 이러한 입자들은 기침 반사에 의해 가래로 뱉어 내거나 소화관 쪽으로 삼켜져 제거된다. 보다 작은 입자들은 폐포의 대식세포에 의해 제거된다. 이러한 비특이적^{무차별적 공격} 기전 외에도 미묘한 면역학적 기전이 기관지의 림프조직에서 일어나며, 폐의 대식세포와 상호작용하는 T 림프구와 B 림프구가 있는 소절 내에서 일어난다.

호흡기의 점막 면역계는 특히 습도에 민감하게 반응한다. 공기가 늘 출입을 하면서 수분의 증발이 일어나기 때문이다. 그런데 기후가 건조해지거나, 담배를 피우거나, 스트레스를 받으면 호흡기의 점막들은 분비기능이 약해지고 말라버린다. 체액성 면역을 유지하는 곳이 말라버리면 면역 항체를 분비하지 못하고 염증이 생기고 질병에 취약해진다.

점막 면역계의 작용 (3) - 생식기관

요로와 생식기 그리고 여성의 질도 역시 점막 면역계를 가지고 있다. 많은 수의 면역세포가 질, 요로, 자궁경부 그리고 방광 점막의 표면에 존재하며, IgA 면역 항체를 생산한다. 또한 이곳의 수많은 유산균에 의해 잡균의 번식을 막는 역할을 한다.

점막 면역계의 중요한 점은 소화기관이든 호흡기관이든 생식기관이든 모두 분비기능을 가지고 있는데, 이러한 분비기능은 몸의 기능적인 연대를 지니고 있다. 개별적인 세균이나 독소의 침입에 의한 경우에는 국소 병변이 발생한다. 이때 치료는 국소적인 대응이 가능하다. 하지만 자율신경의 이상과 같은 전신적인 기능 이상 상태에서는 모든 분비구조를 가진 점막 면역계가 동시에 영향을 받는다는 사실을 잊어서는 안 된다. 분비샘은 모두 부교감신경계의 영향을 받고, 교감신경계가 과흥분하게 되면 점막의 분비샘이 말라버린다. 분비샘이 마르면 체액성 면역을 담당하는 면역 항체의 활동이 어려워지고 염증과 감염이 증가하게 된다. 그래서 자율신경의 이상에서 안구건조·구강건조 등이 나타나고 소화기장애와 생식기 점막의 이상이 발생하는 것이다.

요컨대 점막 면역계의 이상은 국소적인 것인지 자율신경의 실조에 의한 기능적인 것인지를 잘 판단해야만 그 치료를 함에 있어서 오류를 줄일 수 있다.

우리 몸속 에너지관리공단

- 소화기와 호흡기 -

 에너지 생산을 위해서는 먹어야 하고 숨을 쉬어야 한다. 따라서 먹는 것과 숨쉬기를 담당하는 소화기관과 호흡기관의 건강은 질병관리에 있어서 가장 중요하다.

에너지 생산이란 열을 만드는 과정으로, 이를 위해서는 연료와 산소가 필수적이다. 물론 간혹 산소가 필요하지 않은 예외적인 경우도 있다. 만약 아득한 옛날 미토콘드리아가 생명체의 몸속에 들어와 공생하지 않았다면 산소는 필요 없는 물질이었을 것이다.^{세포 속의 미토콘드리아는} 자신만의 DNA를 가지고 있어 스스로 분열하고 그 수가 늘기도 하고 줄기도 한다. 인간을 이루고 있는 세포는 최소한 두 가지 이상의 생명체가 결합된 형태이며, 인간은 미토콘드리아가 산소를 이용해 만들어 내는 엄청난 에너지를 이용해 생명을 유지해 나간다.

사람의 몸을 움직이는 연료의 원천은 음식물이다. 음식으로 섭취한

연료를 태워 에너지를 만들기 위해서 필요한 산소는 폐를 통한 호흡으로 받아들인다. 입으로 들어온 음식물은 위와 소장을 통해 소화되는데, 이렇게 만들어진 영양분을 혈액이 싣고 온몸을 순환한다. 또한 폐를 통해 들어온 산소 역시 혈액을 통해 온몸을 순환한다. 즉 이러한 일련의 모든 과정은 혈액의 순환에 의해 완성된다. 에너지가 아무리 많이 만들어지더라도 순환이라는 과정을 거치지 않고서는 무용지물이기 때문이다.

에너지 생산을 위한 첫 번째 작업 - 소화

'보기 좋은 떡이 맛도 좋다'는 말이 있다. 맛 좋고 영양이 듬뿍 담긴 음식을 사랑하는 사람과 함께 먹을 때 에너지 효율이 가장 높다. 왜냐하면 음식을 먹는다는 것이 단지 입에서 시작되는 것이 아니라 오감을 통한 정보 획득이 소화의 첫 번째 과정이기 때문이다. 말하자면 맑고 부드러운 와인의 색깔을 보고 향을 음미하고 그 맛을 상상한 후에 비로소 입으로 혀로 그 맛을 느끼고 삼키는 것이 소화의 첫 번째 과정이다. 그래서 음식을 먹는 소화 과정은 오감을 통한 우리 뇌의 준비 과정에 있어 필수적이다. 스트레스가 음식물의 소화 과정에 부정적인 영향을 주는 이유도 이 때문이다.

침샘에서 분비된 침은 윤활 작용과 더불어 탄수화물과 지방의 소화를 시작하고, 묻어온 독소나 세균에 대해 방어 작용을 한다. 또한 침^{타액} 속에는 파로틴이라고 하는 노화 방지 성분과 함께 음식물 속에 포함된 세균이나 독성 물질을 중화시키는 IgA^{항체의 일종}라고 하는 면역 물질이

들어 있다. 이러한 타액^침은 하루에 1리터 정도 분비된다.

입에서 씹어 어느 정도 잘게 부서진 음식물은 식도를 타고 위장으로 간다. 위장은 강력한 근육 주머니로 음식을 갈고 부수는 맷돌에 비유할 수 있다. 또 위장에서 분비되는 위산과 펩신^{단백질 분해 효소}은 음식물을 녹여 죽을 만드는 기능을 하는데, 이러한 과정을 완성하기 위해서는 많은 에너지가 필요하다. 즉 근육이 힘을 내고 많은 양의 물질을 생산하려면 그만큼 혈액 공급이 중요하다는 말이다. 위산은 하루 약 1.5리터 정도 분비된다.

위장의 바깥쪽은 근육으로 싸여 있다. 반면 안쪽은 점막층으로 덮여 있으며 항상 촉촉하게 젖어 있다. 이 구조에 대한 이해를 위해 입술 안쪽과 바깥쪽을 살펴보자. 입술의 바깥쪽은 피부로 건조한 면이다. 반면 그 안쪽은 혈관이 보이는 얇은 막으로 이루어져 있으면서 점액으로 덮여 있다. 이렇게 점액으로 덮인 얇은 층이 소화기 전체 내부 표면을 형성하고 있는데, 이를 점막구조라고 한다.

위산과 펩신 그리고 위장의 강력한 근육의 힘에 의해 부서지고 갈려 죽이 된 음식물은 비로소 위장의 아래쪽 문인 유문을 거쳐 십이지장으로 들어가게 된다. 십이지장으로 들어간 음식물은 위산과 섞여 있기 때문에 강한 산성을 띤다. 위장의 점막은 이러한 산성에 잘 견딜 수 있도록 만들어져 있다. 그러나 십이지장은 위산에 약한 구조를 가지고 있다. 때문에 위산의 공격으로 십이지장의 궤양이 잘 발생한다. 십이지장에서는 간에서 만들어지고 담낭에 저장되어 있던 담즙^{쓸개즙}이 분출되어 음식물과 섞여 소화의 세 번째 과정을 수행한다. 그리고 췌장으로는 단백질·탄수화물·지방을 분해하는 소화액이 한꺼번에 쏟아져 들어온다. 이외에도 췌장에서는 다량의 중탄산액을 분비하는데, 이는 위산에 의해 섞여진 음식물을 중화시키는 역할을 한다. 이때 중탄산액은 위장에서 내려온 음식의 산도를 중화시킬 만한 양이 분비된다. 위산이 강한 산성인데 반해 중탄산액은 알칼리성이다. 따라서 위산이 충분히 나오는 사람은 중탄산액 역시 부족함이 없이 공급된다. 반면 위산이 적게 나오는 사람은 중탄산액도 그에 맞춰 적게 나온다. 보통 담즙은 하루 약 1리터 그리고 췌장액은 하루 약 2리터 정도 분비된다.

소장은 공장과 회장의 두 부분으로 나눌 수 있다. 이때 소장의 위쪽을 공장, 아래쪽을 회장이라고 부른다. 이는 각각의 역할이 조금 다르기 때문이다. 대부분의 소화 과정은 위쪽 공장에서 이루어지는데, 이 공장에서의 음식물의 진행 속도는 상당히 빠르다. 따라서 이곳에는 세균의 서식도 많지 않고 질병도 거의 없다. 하지만 회장으로 들어서게 되면 음식물의 진행 속도가 현저히 느려지고 음식물의 찌꺼기는 숙성의 과정을 겪게 된다. 이는 속도가 느려지면서 세균이나 독소의 양이 증가하고, 그에 따라 회장에서부터 면역세포의 수가 증가하기 때문이다.

소장을 지나면서 소화된 음식물은 소장과 대장을 이어 주는 하나의 문을 지나게 되는데, 이것을 회맹판이라고 한다. 이는 소장의 끝 부분과 대장의 첫 부분인 맹장을 이어 주는 문으로서, 대장으로 넘어온 음식물 찌꺼기가 다시 소장으로 역류하는 것을 막아 주는 역할을 수행한다. 이곳은 염증성장질환이 잘 발생하는 부분이기도 하다.

소장에는 융모라는 돌기가 무수히 많이 나 있다. 이들은 마치 카펫에 털이 촘촘히 올라와 있는 것처럼 돌기를 이루고 있는데, 이는 음식물을 소화 흡수하기 쉽도록 표면적을 넓히기 위해서이다. 그래서 음식물에 의해 체온이 영향을 쉽게 받는다. 한여름에 수박 몇 덩이를 먹고 나면 배가 사르르 아프고 설사가 나는 이유는 많은 양의 찬 음식과 물이 소장을 적시면서 혈액이 에너지를 빼앗겨 열을 잃게 되고, 차가워진 장은 많은 음식물을 간직하기 어려워져 밖으로 모두 쏟아내려 하기 때문이다. 대신 체온은 내려가고 시원해진다. 반대로 추운 겨울날 마시는 한 잔의 따뜻한 어묵 국물은 온몸을 후끈하게 만들어준다.

대장의 주 임무는 수분을 흡수하고 음식물 찌꺼기를 둥글게 뭉쳐 배출되기 쉽게 만드는 것이다. 대장에는 소장처럼 융모가 없어서 대장의 표면은 미끈하다. 하지만 대장에서도 여전히 영양분의 흡수가 이루어진다. 음식물과 함께 섞여 온 소화효소가 계속 작용을 하고 미생물에 의한 분해 작용도 계속되기 때문이다. 대장의 표면이 미끈한 이유는 '똥이 잘 미끄러져 내려갈 수 있도록 하기 위해서'이다. 즉 대장이 하는 일을 크게 나누어 말하면 수분 흡수와 저장 그리고 약간의 영양분 흡수로 요약할 수 있다.

소장에서 대장으로 들어간 음식물 찌꺼기는 하루 동안 약 1.5~2리터 정도 된다. 하지만 항문을 통해 배출되는 똥은 하루 동안 약 150~200시시 정도이다. 페트병 하나 반 정도가 들어와서 드링크 병 하나 정도가 나가는 셈인 것이다. 이때 90퍼센트 정도의 수분이 모두 재흡수된다. 이렇게 인체의 물은 콩팥에서만 재흡수되는 것이 아니다. 대장에서 최종적으로 재흡수되고 그 양이 조절된다. 실제로 콩팥에서 작용하는 알도스테론이라는 호르몬은 대장에서도 똑같이 작용한다. 나트륨 이온을 재흡수하여 체액의 양을 늘리고 혈압을 높이는 것이 바로 알도스테론의 일이다.

변비 환자의 경우 대장에서의 수분 재흡수가 과도하게 일어나는 경우가 많고, 반대로 수분의 흡수가 제대로 이루어지지 않으면 똥에는 물기가 지나치게 많아지는데, 이는 곧 설사로 이어진다.

대장의 주요 기능 중 하나가 저장 기능이다. 대장에서 만들어진 똥은 약 하루 동안 저장된 다음 체외로 배출된다. 저장되는 시간은 사람마다 편차가 심하다. 어떤 사람은 하루에 두 번 화장실을 가기도 하고 또 어떤 사람은 이틀에 한 번 가기도 하는데, 이 정도는 모두 정상의 범주에 속한다.

이외에도 대장이 하는 일은 무수히 많다. 이를테면 장내 세균의 도움을 받아 비타민을 생산하거나 유산균의 도움으로 젖산과 같은 유기산을 공급받아 여분의 에너지로 사용하는 것 등이 바로 그것이다.

정리하여 이야기하면 소화기관은 사람의 몸속이 아니다. 이들은 입에서부터 항문까지 하나의 긴 대롱을 이루고 몸을 관통한다. 그 사이를 음식물이 지나가면서 소화되고 분해되어 소장과 대장의 장 점막을 통해 혈관으로 들어온 것이 비로소 내 몸속에 들어온 것이고 동시에 나의 일부가 되는 것이다. 그 외에 몸속으로 흡수되지 못한 것은 그냥 지나가는 나그네에 불과하다.

물론 이러한 복잡한 과정을 모두 외우고 있어야 하는 것은 아니다.

다만 한 가지 잊지 말아야 할 것은 음식이 바로 내가 된다는 사실이다. 내가 먹는 음식이 나를 구성하는 원료가 되고 나의 감정을 조절하는 호르몬을 만드는 재료가 된다. 따라서 내가 즐겨 먹는 음식이 나의 정체성을 결정한다는 사실을 알고 있어야 한다.

에너지 생산을 위한 두 번째 작업 - 호흡

음식물만 섭취한다고 해서 에너지가 만들어지지 않는다. 에너지는 모두 산화작용을 거치면서 만들어진다. 산화작용을 위해서는 산소가 필요하고, 산소는 폐를 통한 호흡으로 인체 내로 들어온다.

최근 활성 산소에 관한 논의가 활발하다. 혹자는 활성 산소가 암을 일으킨다고도 하고, 모든 병의 원인이라고도 한다. 분명 산소는 우리 몸에 아주 많은 역할을 하고 있는 것이 사실이다.

린 마굴리스는 "우리 몸은 최소한 두 가지 종류의 생물이 합쳐진 형태를 띠고 있다. 인간의 세포 속에는 미토콘드리아란 기관이 있고 이 기관에서 산소를 이용하여 많은 양의 에너지를 생산해 낸다. 미토콘 드리아는 자신만의 DNA를 가지고 있어서 아주 오래 전 생명이 진화를 거듭하면서 현재의 사람 세포인 진핵세포^{핵이 있는 세포} 내에 들어와 공생 을 하고 있는 형태가 되었다"고 말한다.

만약 미토콘드리아가 없었다면 인간은 포도당을 해당 작용에만 사 용하여 수많은 세포로 이루어진 다세포의 몸을 유지하기 힘들었을 것이다. 우리가 흔히 유산소 운동이라고 하는 것이 바로 이 미토콘드리 아를 통해 산소를 소모하고 ATP라는 에너지를 대량 생산해 내는 과정을 말한다. 반면 무산소 운동이란 산소를 사용하지 않는 해당 작용만을 수행하고 소량의 ATP만을 생산해 내는 것을 이른다.

100미터 달리기 선수가 숨을 쉬지 않고 달리는 동안 몸속에서는 산소를 소모하지 않고 단지 한 분자의 포도당을 분해하여 2개의 ATP만을 생산해 낸다. 에너지 효율은 나쁘지만 무산소 운동은 아주 빠르게 에너지를 공급할 수 있다는 장점이 있기 때문이다.

반면 마라톤이나 등산과 같은 유산소 운동은 시간이 조금 지연되기도 하지만 한 분자의 포도당을 이용하여 해당 작용을 수행하고 그 결과로 나온 수소 이온을 다시 미토콘드리아로 보내 38개의 ATP를 만들어 낸다. 2개와 38개의 차이는 에너지 대혁명에 가까운 것이다.

이렇게 산소는 우리 몸의 에너지 효율을 아주 높여 주는 역할을 하고 거대한 몸을 유지하는 생명의 원천으로 작용한다. 에너지를 생산할 때도 산소가 필요하고 영양분을 분해할 때도 산소가 필요하고 외부 침입자를 녹여 없앨 때도 산소가 필요하다. 암세포로 변한 세포의 DNA를 손상시킨 주범도 바로 산소이고 암을 죽일 수 있는 도구도 산소인 것이다. 이처럼 산소는 선악의 두 얼굴을 가지고 있다. 물론 이 산소를 어떻게 이용할 것인가에 대한 결정은 우리 자신의 몫이다.

산소 사용도 마음과 관련되어 있다. 긴장되고 과열된 삶을 살다보면 몸의 에너지 대사량은 늘어나고 활성산소가 증가한다. 또한 혈액순환은 약해지고 산소를 사용하지 않는 해당 작용이 증가한다. 이로 인해 노폐물은 늘어가고 산소는 지방산과 결합하여 염증을 일으키고 DNA를 공격하여 결국 암을 유발한다. 암세포는 해당 작용만을 이용해 에너지를 생산한다. 그래서 엄청난 양의 에너지가 필요하고, 이 에너지를 조달하기 위해 수많은 새로운 혈관을 만들고, 수소 이온과 젖산이라는 노폐물을 대량 생산한다. 그래서 암 환자의 혈액은 점점 더 탁해지는 것이다.

모든 통증이 있는 곳이나 염증 혹은 종양이 있는 곳은 대개 허혈 상태에 빠져 있기 마련이다. 혈액순환이 막혀 산소가 부족하기도 하고 산소를 소모하지 않는 무산소 해당 작용만을 하기 때문이다. 하지만 중요한 것은 이 염증이나 종양을 파괴하기 위해 필요한 것도 바로 산소라는 것이다. 산소가 충분히 공급되면 인체는 비로소 치유를 시작 한다. 이때 필요한 산소는 호흡을 통해 몸속으로 들어온다. 실제 생활 가운데 누구나 호흡을 하고 있지만 그것을 잘 하기는 힘들다. 호흡에 온전히 집중하기 위해서는 많은 노력이 필요하다.

호흡은 혈액순환에 힘을 실어준다. 호흡을 위한 근육은 횡격막을 중심으로 체간에 분포한다. 깊은 흡기들이마시는 숨와 충분히 긴 호기내쉬는 숨는 호흡 근육을 들어올리고 내려놓는다. 이 과정에서 림프순환이 일 어난다. 동맥과 정맥을 통한 혈액순환보다 몇 배나 많은 체액이 림프관 을 통해 심장으로 돌아간다. 이 림프액은 흐름이 느리고 확실한 구동 장치가 없다. 이때 이 림프액 순환의 구동 장치가 바로 호흡이다. 고르 고 건강한 호흡은 산소를 몸 구석구석으로 배달한다. 또한 일을 하고 남은 이산화탄소를 몸 밖으로 내놓는다. 이렇게 산소와 이산화탄소를 싣고 다니는 배달부는 혈액이다. 결국 호흡의 완성은 혈액순환에 의해 이루어지고 혈액순환은 호흡에 의해 완성된다.

지구를 특별하게 만드는 가장 아름다운 보석, 생명

 생명에 관한 여러 정의 가운데 필자가 가장 좋아하는 것은 프리초프 카프라의 것이다. 그는 생명을 세 가지 단계로 말한다. 첫째는 자기조직의 패턴이고, 둘째는 흩어지는 구조, 셋째는 인식 과정이 그것이다

첫째, 자기조직의 패턴이란 쉽게 말해 재생을 말한다. 생명은 재생한다. 생명체와 무생물의 구별은 재생의 유무에 있다. 이미 죽어서 책상이 된 나무는 풍화작용을 겪으면서 닳는다. 하지만 재생은 하지 않는다. 하지만 어린 싹을 틔운 나무는 끊임없이 새 조직을 만들어 낸다. 노화된 잎은 떨어져 나가고 그 자리를 새순이 메운다. 동물도 마찬가지이고 사람도 마찬가지이다. 최근 연구에 따르면 평생 교체되지 않는다던 뇌세포마저도 일부 재생이 된다. 이렇게 하나의 생명 속에 또 죽음

과 삶이 반복되고 있는 것이다. '나'라는 생명을 유지하기 위해서 내 속에서 수많은 세포들이 삶과 죽음의 주기를 반복하고 있는 것이다. 즉 죽어야 사는 것이다. 그리고 이러한 재생의 사이클이 중지될 때 생명체는 개체로서의 죽음을 맞이한다. 더 이상 새로운 세포로의 교체, 즉 재생을 할 수 없을 때 죽는 것이다. 이를 카프라는 '자기조직의 패턴'이라 한 것이다.

둘째, 흩어지는 구조란 생명의 구조를 말한다. 생명은 외부로부터 끊임없이 에너지가 들어오고 또 나간다. 이러한 과정 중에서 일정한 생명의 구조를 지닌다. 몸을 이루는 세포는 각자의 수명을 가지고 수명이 다하면 그 자리를 새로운 세포에게 내어 준다. 하지만 일정한 몸의 구조를 유지한다. 이렇게 일정한 구조를 유지하기 위해 에너지가 필요하고, 에너지가 소모된다. 물질은 순환하고 에너지는 흩어져 사라지는 것이다. 또한 생명은 구조를 통해 에너지를 저장하고 발산한다.

셋째, 인식 과정이다. 생명은 인식 과정이다. 생명 그 자체는 물질에 불과하다. 인식 과정을 거칠 때 생명은 완성된다. 아주 간단한 생명체의 경우에도 인식 과정은 작동한다. 아메바가 먹이를 찾아 움직일 때, 건조한 곳에서 물기를 찾아 위족을 내놓는 것도 인식 과정이다. 아메바도 바늘로 찌르면 움찔한다. 맛있는 먹이와 맛없는 먹이를 구별할 줄도 안다. 나방이 불을 좇는 것도, 해바라기가 햇빛을 좇아 고개를 돌리는 것도 모두 인식 과정이다. 사람과 같은 동물은 복잡한 인식 과정을 거친다. 움직이기 때문이다. 중력과 바람의 저항에 맞서 곧바로 서 있으려면 많은 계산과 조절이 필요하다. 그래서 먹이사슬의 고등동물로 올라갈수록 뇌라는 기관이 발달하는 것이다. 식물의 경우 움직임이 없으므로 복잡한 계산이 필요 없다. 따라서 신경 체계가 복잡할 필요가 없다. 요컨대 복잡한 움직임을 유지하기 위해 탄생한 뇌는 인간에게 축복의 선물이 되었다. 그리고 동물적 인식의 한계를 넘어 사유의 신천지를 펼쳐 주었다. 사실 인식 그 자체만을 위해서는 뇌는 사치스런 기관이라고 카프라는 말한다.

인간은 발달한 뇌 덕분에 영혼을 살찌우게 되었고, 지금의 문명을 만들어 내었다. 하지만 산이 높으면 골이 깊다고 했던가? 지나치게 발달한 인간의 뇌는 삶의 고뇌와 질병의 씨앗이 되기도 하니, 세상에 공짜 점심은 없는 법인가 보다.

살아가면서 필연적으로 마주치는 건강과 질병

 사람이 건강하다는 것과 질병이 있다는 것을 어떻게 알 수 있을까? 건강한 상태와 질병이 있는 상태는 무엇이 어떻게 다른가?

'나는 아프다'라는 정의가 무엇일까? 아프다는 것은 일반적으로 통증이나 저림 같은 이상감각^{불편함}이 있는 상태를 말한다. 몸의 어딘가에 통증^{혹은 이상감각}이 있을 때 사람들은 아프다 혹은 병에 걸렸다고 생각한다. 그럼 통증^{혹은 이상감각}이란 것은 무엇일까? 통증은 감각이다. 신경말단에 붙어 있는 여러 가지 센서들에 의해서 신호가 뇌로 전달되고 그 신호를 뇌가 해석한 것이 통증^{혹은 이상감각}이다. 못에 찔린 손가락의 센서가 그 신호를 뇌로 전달하고 그 신호에 의해서 우리는 통증^{혹은 이상감각}을 느낀다.

감염이 되었을 때 우리 몸은 이물질^{바이러스나 세균}을 차단하기 위해 백혈구를 동원하고 군비를 확충하기 위해 체온을 높여 대사량을 늘린다. 이때 열이 나고 전투 과정에서 많은 에너지가 소모되고 노폐물이 남는다. 이 노폐물이 몸에 쌓이게 되면 주변의 센서^{신경}가 이를 감지하고 뇌로 신호를 전송한다. 그러면 비로소 우리 몸은 아프게 된다.

위장에 염증이 생겨도 아프고 장염이 생겨도 아프다. 뭔가 손상이 있는 부위는 모두 통증^{혹은 이상감각} 신호를 만들어 뇌로 전달하고 뇌는 아프다^{통증}는 관념^{정보}을 만들어 나에게 알려 준다. 즉 내 몸에 이상이 있다는 것을 알려 준다. 통증^{혹은 이상감각}이란 한마디로 알람 시스템이라 할 수 있다. 불이 났을 때 불이 난 것을 알려 주는 경고등인 것이다.

지금까지 살펴본 통증^{혹은 이상감각}은 모두 물리적인 통증^{혹은 이상감각}이다. 무언가 구조의 이상에 의해서 나타나는 통증^{혹은 이상감각}이다. 하지만 실체가 없는 통증도 있다. 즉 마음의 통증이 그것이다. 사랑하는 이를 잃었거나, 사업에 실패했거나, 하고자 하는 일이 잘 되지 않을 때 우리는 아프다. 마음이 아프다. 마음이 아픈 것을 잘 다스리지 못하면 우리는 병에 걸린다. 마음의 병, 화병이라고도 하고, 자율신경의 이상이라고도 한다.

통증의 강도는 항상 상대적이다. 똑같은 양의 손상이 있더라도 사람마다 느끼는 통증의 정도는 달라질 수 있다. 심지어 같은 사람이더라도 상황에 따라 그 통증의 세기는 달라질 수 있다. 왜냐하면 통증은 느낌^{신호}이기 때문이다. 우리의 뇌가 말초신경에서 혹은 오감을 통해 들어온 정보^{신호}를 해석한 결과물이기 때문이다.

총알이 빗발치는 전쟁터에서 입은 무릎의 조그만 상처는 거의 통증을 느끼지 못한다. 수만 명의 관중들 앞에서 축구를 하고 있는 선수는 방금 상대방에게 채인 허벅지가 아무렇지 않다는 듯이 다시 공을 향해 돌진한다. 하지만 전쟁이 끝나고 고향으로 돌아온 병사는 여기저기 아픈 부위가 나타나고 심각한 후유증을 앓는 경우가 많다. 그리고 시합이 끝난 선수는 며칠 동안 허벅지의 통증으로 움직이지 못하게 된다.

이렇게 상황에 따라 통증은 그 강도가 변한다. 뇌가 해석하기를 무시해도 좋을 때는 무시하고 드러내고 싶을 때는 드러낸다. 그러면 이 뇌는 누구의 지배를 받는 것일까? 누가 그렇게 하도록 시키는가? 그것은 감정이다. 즉 기분이다.

통증^{혹은 이상감각}은 많은 경우 기분에 의해 그 정도가 결정된다. 이를 '감정에 의한 조절 시스템'^{emotional guidance system}이라고 에스더 힉스가 이름 붙였다. 기분이 좋으면 통증은 줄어든다. 반면 기분이 나쁘면 통증은 증가한다. 여기에서 신경성질환이 발생한다. 기분이 좋으면 기혈의 순환과 체내의 혈액 소통은 좋아지고 노폐물의 제거는 빨라진다. 기분이 나빠지면 기혈의 순환은 막히고 여기저기 탈이 나기 시작한다. 내 몸 중에서 제일 먼저 가장 약한 부분에서 통증^{혹은 이상감각}이 발생하기 시작한다.

건강하다는 말의 정의는 비교적 쉽다. 기분이 좋은 상태이다. WHO에서 말하는 건강에 대한 정의를 보면 '단순히 질병이 없는 상태를 의미하는 것이 아니라 육체적 · 정신적 · 사회적으로 온전한 상태를 말한다'이다. 사람은 사회의 구성원이다. 사회를 떠나서 사람은 살 수 없다. 가족·친구·직장 사회 사람들과의 관계 속에서 그 역할이 주어지고 갈등하고 기뻐하고 아프기도 하고 행복해하면서 삶을 완성하는 것이다. 말하자면 이 관계가 몸에 마음에 또한 질병을 일으키기도 하고 건강을 주기도 하는 것이다.

사람이 60조 개의 세포들로 이루어진 '세포 공동체'라면 사회는 한 사람 한 사람이 모여 만든 인간 공동체라 할 수 있다. 각각의 세포들이 임무를 완수하고 서로 도와갈 때 건강이 찾아오듯 사회 속에서 사람들도 각각의 임무가 있고, 그 임무에 충실할 때 그리고 서로 돕고 있을 때 건강할 수 있다.

대개 아픈 사람들을 보면 자신의 역할에 부정적인 경우가 많다. 사랑하는 사람을 잃었거나, 자신의 가치를 알아주는 사람이 없고, 모두가 자신을 무시하고, 도와주는 사람도 없고, 일을 해도 성공하는 법이 없고, 공부도 잘 되지 않고, 돈도 없고, 몸도 약하고 등등 모두 부정적인 생각만 한다. 병은 이때 찾아온다. 이들 부정적인 생각은 잘 나가는 사람, 자신감에 충만한 사람, 성공한 사람, 건강한 사람은 하지 않는다. 건강한 사람은 부정적인 생각을 할 필요가 없기 때문이다. 항상 즐겁고 기쁜데 왜 부정적이 되겠는가?

몸과 마음은 둘이 아니다. 하나의 다른 이름이다. 몸이 건강하면 마음이 건강해진다. 반대로 마음이 건강하면 몸도 건강해진다는 사실을 명심하자. 대개 사람들은 몸이 아픈데 어찌 마음이 편하겠느냐며 마음의 작용을 차단해 버린다. 마음이 편하고 즐겁지 않더라도 일부로라도 약이다 생각하고 마음을 편하게 만들어 보자. 작년에 갔던 가을의

설악산 단풍을 생각해 보자. 며칠 전에 먹었던 아주 맛난 음식을 생각해 보자. 해맑게 웃고 있는 갓난 아들^{혹은 딸}의 얼굴을 생각해 보자. 잠시 머릿속이 밝아진다. 이때부터 몸은 치유를 시작한다. 기분을 바꾸면 몸이 바뀌기 시작한다. 건강하다는 것은 5년 동안 우리 몸에 아무런 고장이 나지 않는 상태가 아니다. 단지 고장이 났을 때 적절하게 수리할 수 있는 치유 시스템이 살아 있는 상태를 말한다. 치유 시스템은 기분이 좋아야 작동을 시작한다.

날줄과 씨줄, 모든 것이 서로 얽여 있다

- 인간과 네트워크 -

네트워크에 대한 이야기를 한번 해 보고자 한다. 앞에서 사람은 60조 개의 세포로 이루어져 있는 세포 공동체라고 했다. 각각의 세포들은 모두 맡은 바 임무가 있고, 서로를 도우면서 살아간다. 또한 각각의 세포들은 주어진 수명이 있다. 각자의 수명이 다하면 사멸하고 새로운 세포가 그 자리를 대신하는 것이다.

인간 세상도 마찬가지이다. 사람들은 주어진 수명만큼 삶을 살고 후손에게 그 자리를 물려준다. 각자는 모두 맡은 바 임무를 수행한다. 한 개인이 살기 위해서는 반드시 에너지가 필요하다. 에너지를 얻기 위해서는 식량을 확보해야 한다. 식량을 얻기 위해서 사람들은 노동을 한다. 서울의 김 씨와 부산의 최 씨는 서로 알지 못한다. 하지만 각자의 임무를 수행함으로써 대한민국이라는 사회 네트워크가 정상적으로 작동하는 것이다.

국가라는 개체도 에너지 공급이 필요하다. 산업 생산과 수출입을 통해 에너지를 공급받고 배출한다. 또한 국가라는 사회를 유지하기 위해 물동량이 필요하고 물류 수송을 위해 도로와 항만·철도라는 혈관을 만들고 유지해 나간다.

맡은 바 임무를 다하지 못하는 구성원은 도태된다. 임무를 잘 수행하고 기능이 뛰어난 조직은 점점 더 확장된다. 오른손잡이의 오른손이 커지고, 볼링 선수의 엄지가 커지고, 축구 선수의 허벅지가 굵어지고, 씨름 선수의 허리가 굵어지듯이 지적 능력도 이와 비슷한 과정을 거쳐 강화된다.

인간 사회 전체의 상황 또한 비슷하다. 영업이 잘되는 기업은 점점 커지고 소비자의 외면을 받는 회사는 도태된다. 경기가 상승하는 기간이 있는가 하면, 언제 그랬냐는 듯이 경기가 침체되기도 한다. 오래된 것은 저물고 새로운 트렌드가 그 자리를 메우는 것이다.

이렇게 점점 도태와 강화가 지속되면 사회는 빈부의 격차가 생긴다. 돈은 돈을 부르고 가난은 가난을 심화시킨다. 재벌은 너무 많은 것을 가지고 가난한 자는 아무것도 가지지 못한다. 재벌은 에너지가 넘쳐난다. 사회 모든 곳에 손을 뻗쳐 에너지를 더욱 거두어들이고, 점점 확장한다. 대신 가난한 자는 설자리를 잃고 생명을 잃어간다. 하지만 종국에는 부자나 가난한 자 모두 한 배를 타고 있다는 사실을 깨닫는다.

우리 몸에서도 이와 같은 일이 벌어진다. 세포 간의 빈부 격차가 생겨난다. 재벌 세포^{에너지 초과}가 생겨나고 가난^{에너지 과소}해서 도태되는 세포가 생겨난다. 재벌 세포는 영생을 깨달은 세포가 된다. 재벌 세포는 삶과 죽음이 반복되는 세포주기를 극복한다. 그것이 바로 암세포이다. 암세포는 세포 고유의 생명주기를 모두 무시한다. 죽지 않게 된 것이다. 혼자서 죽지 않고 무한 분열을 시도한다. 무한 분열을 위해서는 엄청난 에너지가 필요하다. 이 에너지를 확보하기 위해 암세포는 혈관을 만들어 낸다. 주위에 수많은 혈관을 만들고 그를 통해 에너지를 빨아들인다. 풍부해진 에너지로 자신을 무한히 확장한다. 또한 자신의 씨를 새로 생성된 혈관을 통해 외부로 전파한다. 이런 반면 나머지 가난한 세포들은 굶주리고 시들어간다. 그렇지만 결국에는 모두 한 몸임을 깨닫게 된다.

생명체는 자기 재생하는 조직을 가지고 있다. 그들은 끊임없이 자신을 재생한다. 수명이 다한 세포는 사멸하고 그 자리를 새로운 세포가 채운다. 사회도 마찬가지이다. 개인은 각자의 임무를 가지고 시간이 지나면 도태되고 그 자리를 새로운 세대가 채운다.

인간들이 살고 있는 지구도 하나의 거대한 생명체 역할을 한다. 이를 제임스러브록의 '가이아 이론'이라고 하는데, 지구가 단순한 돌덩이가 아닌 숨쉬고 먹고 배설하고 순환하는 생명체라는 것이다. 바닷물을 예로 들어보자. 바닷물의 염분 농도는 사람의 그것보다 좀 더 높다. 쉽게 말해 더 짜다. 과학자들은 태초의 바다는 사람의 염분 농도와 비슷한 바다였다고 믿는다. 하지만 시간이 지나면서 육지의 염분이 바다로 흘러들고 바닷물은 다시 증발하기를 반복하면서 바닷물의 염분 농도가 올라간 것이다. 만약 이렇게 계속 염분이 바다에 쌓였다면 아마 바다는 모두 이스라엘의 사해처럼 소금 바다가 되었거나 소금 사막이 되었을 것이다. 그런데 약 4퍼센트의 염분 농도를 수십 억 년 동안 유지해 온 것은 지구가 살아 있기 때문이다. 이는 바다의 소금이 지나치게 쌓이지 않도록 무엇인가가 제거하고 있다는 말이다. 그 역할을 바로 생물이 담당하고 있는 것이다. 바다의 소금은 작은 플랑크톤 같은 생물들의 껍질이 해저로 가라앉을 때 조금씩 제거되고, 거대한 산호초가 형성될 때 대규모로 제거되는 과정을 거친다. 대기의 예를 하나 더 들어보자. 지구를 둘러싸고 있는 대기는 화학적 평형과는 거리가 먼 구성을 보인다. 즉 활성 기체인 산소가 무려 21퍼센트나 존재하고 이 비율이 늘 일정하게 유지된다. 화성의 경우 가벼운 수소는 모두 외계로 도망가고 산소는 모두 산화되어 이산화탄소만이 대기 중에 남아 있다. 화성은 이미 기체들의 화학반응이 모두 끝난 화학적 평형상태의 대기를 가진 것이다. 하지만 지구는 화학반응이 일어나지만 누군가에 의해 그 구성이 조절되고 있는 형태를 띤다. 식물들이 이산화탄소를 소모하고 새로이 산소를 내어놓는 것이다. 지표상의 생물들의 호흡에 의해 지구의 대기가 조절되고 있는 것이다. 산소가 증가하면 산불이 증가하고 산소를 제거한다. 이산화탄소가 증가하면 식물과 플랑크톤이 증가하고 이산화탄소를 소모시킨다. 즉 환경의 조절에 생물이 관여하는 것이다. 모든 생물은 자신의 생존을 위해 자신을 둘러싼 주위 환경을 조절하고, 이렇게 하나하나의 생물이 조절하는 환경이 모여 지구라는 거대한 생태 환경을 구성하는 것이다. 누가 어떻게 만들었는지는 모르지만 생명과 무생물의 작용과 반작용이 공기와 물에 의해 순환되고 하나의 생존 법칙을 만들어 내는 것이다.

이와 같이 생명순환이 끊임없이 일어나고 있는 것이 살아 있는 지구이다. 사람도 마찬가지이다. 내가 나의 이익을 위해 생존하고 있는 것 같지만 지구적 입장에서 보았을 때의 나는 지구라는 생명체를 구성하는 하나의 셀에 불과하다.

살펴본 바와 같이 아주 작은 것에서부터 아주 큰 것까지 우리를 둘러싼 모든 것이 네트워크로 엮여 있다. 서로 관계가 없는 것은 아무 것도 없다. 세포와 세포 사이의 관계, 사람과 사람 사이의 관계, 대륙과 바다의 관계가 모두 거대한 그물의 한 코를 이루고 관계의 그물을 만들고 있는 것이다.

유전자도 바뀐다!

- 서로의 꼬리를 무는 환경과 유전자 -

얼마 전 서점에 들렀다가 먹음직스런 빨간 사과에 벌레가 한 마리 앉아 있는 그림을 보고 그 책을 구입했다. 썩는 음식에 관한 나의 평소 생각이 떠올라 호기심이 발동했기 때문이다.

요즘은 세상이 좀 이상하게 돌아간다. 음식이 썩으면 아주 못 먹는 것으로 취급한다. 만약 마트에서 구입한 사과에서 벌레가 나왔다면 9시 뉴스감이다. 곰팡이가 조금 핀 것도 엄청난 문제를 일으킨다. 사실 썩는다는 것은 세균이나 곰팡이가 작용하고, 또 벌레가 개입했다는 것을 말한다. 다시 말해 먹을 것이 신선하다는 말이다. 사람이 먹을 수 있기 때문에 세균도 군침을 흘리고, 곰팡이도 군침을 흘리고, 벌레도 눈독을 들이는 것이다. 물론 썩어 가는 음식을 먹어도 된다는 이야기는 아니다. 썩기 전에 먹는 것이 당연하다.

그런데 현재 우리 사회를 보면 이렇게 썩는 음식은 죄다 버린다. 대신 썩지 않는 음식을 권장한다. 절대 썩지 않는 과자, 탄산 음료, 캔에 든 식품 등이 그것이다. 언제 사놓았는지 기억이 없다. 하지만 큰 공장에서 만들었으니 안심하고 먹는다. 미국에서 사온 과자만 찾는 사람도 있다. 유럽에서 수입한 쿠키를 유난히 좋아하는 사람도 있다.

과일과 야채도 농약과 중금속 때문에 불안해서 먹지 못한다. 대신 모 회사에서 나온 썩지 않는 타블렛을 먹는다. 뭔가 잘못되었다는 생각이 들지 않는가?

다시 그 책 이야기를 해 보자. *Survival of the Sickest*이 그것이다. 이 책은 여러 가지 현대 의학에 관한 내용으로 채워져 있는데, 우리가 일반적으로 알고 있는 상식을 뒤엎는 증거들을 내놓고 있다. 예를 들면 1형 당뇨병이 유럽인들에게 많은데, 이것은 빙하기를 겪은 조상들의 추위를 이기기 위한 진화적 산물이라는 등의 내용이다. 실제로 추위가 닥치면 사람들은 소변을 보고 싶어한다. 몸이 얼지 않도록 체액을 농축하기 위함이다. 그 중 후성학이란 최근의 학문에 관한 내용이 있는데, 필자의 관심을 끌어 여기에 그 내용을 소개한다.

프랑스의 식물학자인 라마르크는 생물의 기관은 사용하면 사용할수록 발달하며, 사용하지 않는 것은 약해지고 쇠퇴하다가 끝내는 없어진다고 했다. 즉 진화는 환경의 영향을 받는다는 이론이다. 그는 1809년 자신의 『동물 철학』에서 이 학설을 내세워, 생물은 진화한다는 것을 분명히 주장하였다. 그러나 현대에 이르러 환경에 의해 얻어지는 형질은 유전되지 않는다는 견해가 우세하게 되어 오늘날에는 그의 용불용설이 받아들여지지 않고 있다.

그런데 이 후성학에서는 부모에게서 받은 유전자가 불변의 것이 아니라고 한다. 라마르크의 말처럼 환경에 의해서 사는 동안 유전자의 변이가 일어난다는 것이다. 이것은 실제로 유전자의 구조가 바뀌는 것이 아니라 유전자에 포함된 여러 가지 형질들이 켜지고 꺼짐에 따라 사람의 표현형질, 즉 유전자의 특징이 바뀌는 것을 의미한다.

예를 들어 똑같은 유전자를 가지고 있는 일란성 쌍둥이의 경우에도 자라는 환경에 의해서 밖으로 표현되는 유전형질이 바뀐다. 한 사례를 보면, 같은 유방암 유전자를 가지고 태어난 쌍둥이 자매라도 한 사람은 자라서 유방암에 걸렸지만 나머지 한 사람은 정상인으로 생활하는 경우를 보게 된다. 어릴 때는 같은 환경에서 자라났지만 성인이 되면서 직장을 가지고 결혼을 하고 각자의 생활을 하는 동안 유전자 내에서 표현되는 유전형질의 구성이 달라지기 때문이다.

과학이란 것이 그 당시에는 불변의 진리처럼 여겨진다. 하지만 세월이 지나고 정보가 쌓이면 그 전의 진리는 다시 과거의 묵은 지식이 된다.

라마르크의 용불용설이 그 좋은 예이다. 어쨌거나 사람의 유전자는 불변이 아니다. 수많은 유전형질 중에서 나를 구성하는 표현 형질이 변하는 것이다. 사람이 살면서 옷을 입는 취향이 달라지는 것이나 인생 역정에 따라 얼굴의 표정이 달라지는 것과 다를 것이 없어 보이는 것이 필자만의 생각일까?

심지어 체내의 어떤 바이러스 감염에 의해서 생식세포의 변이까지도 일어난다. 생식세포의 변이가 발생하면 환경에 의해 변이된 나의 유전자가 후손에게 전달될 수 있는 것이 아닌가? 그만큼 환경은 우리와 밀접한 관련이 있다. 나와 환경이 동떨어진 두 개의 세계가 아닌 것이다. 모두가 하나이다. 모두가 영향을 미친다. 내가 어떻게 행동하느냐와 어디에 있는가, 무엇을 먹는가, 무엇을 생각하는가에 따라 나의 몸은 변한다. 세상의 어디에 주파수를 맞추는가에 따라 내가 달라지는 것이다.

제 2 부

자율신경 건강법

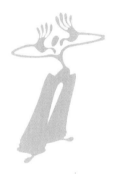

당신을 위한 스트레스 지침서

 스트레스라는 것이 도대체 무엇일까? 사람들이 스트레스가 많다고 하는 것은 보통 정신적인 중압감을 말한다. 업무 스트레스, 공부 스트레스, 대인관계 등에 의한 스트레스가 그것이다. 하지만 실제 스트레스는 이러한 정신적인 요인보다 환경적인 요인에 의한 것이 더 많다.

환경에서 오는 스트레스 중 가장 많은 것이 '온도'에 의한 것이다. 사람은 36.5도의 체온을 유지하는 항온동물이다. 땀을 흘리고 열을 방출하는 것도 체온을 유지하기 위함이다. 만일 열 조절에 실패하면 어떻게 될까? 봄가을처럼 낮과 밤의 기온 차가 심한 환절기를 예로 들어보자. 우리 몸은 온도차에 적응하기 위해 스트레스를 받게 되고, 스트레스를 견뎌내지 못하면 면역력이 떨어져 감기 등의 질병에 걸리게 된다.

또 아주 추운 한겨울에는 에너지를 빼앗기지 않기 위해 피부혈관이 수축하게 된다. 하지만 몸은 외부의 찬 공기에 열을 계속 빼앗기고 이를 보충하기 위해 심장은 더 힘차게 뛰게 된다. 그러면 결과적으로 혈압과 혈당이 상승하고, 뇌혈관질환이 증가한다. 반대로 너무 더운 경우에도 체온이 과다하게 상승하는 것을 막기 위해 혈관을 확장하고 땀을 흘린다. 그래서 에너지가 소모되는 것이다. 이 모든 것이 온도라는 스트레스 때문에 생긴 일이다.

두 번째는 시간에 의한 스트레스이다. 사람은 낮과 밤을 통해 각성과 휴식의 사이클을 반복한다. 그런데 현대의 밤은 낮만큼 밝다. 밤늦게까지 술을 마시고, 밤늦게까지 텔레비전을 보고 컴퓨터 작업을 한다. 심지어는 야간 교대 근무를 하기도 한다. 이렇게 낮과 밤이 바뀌게 되면 휴식과 각성의 신체 리듬이 깨지고 우리 몸은 스트레스를 받게 된다.

또한 현대에 생겨난 '시간 스트레스'의 또 다른 주범은 비행기이다. 해질 무렵 서울에서 출발한 비행기는 10시간이 넘겨 걸려서야 LA에 도착했지만 아직 그곳은 낮이다. 여행객의 생체는 자야 할 시간인데, 외부 환경은 아직 각성의 시간인 낮인 것이다. 이러한 시차를 극복하는 과정에서도 스트레스가 발생한다. 가끔 서울에서 열리는 브라질과의 홈경기에서 한국 축구팀이 좋은 성적을 내는 이유도 바로 이런 시차 스트레스로 인한 의외의 결과라 할 수 있다.

세 번째는 압력에 의한 스트레스이다. 고산지대를 올라가면 기압이 낮아지고 산소가 희박해지므로 이런 환경에 적응하기 위해 많은 스트레스를 받게 된다. 또 바닷속에서 일을 하는 잠수부들에게도 압력에 의한 스트레스가 항상 있다. 압력은 날씨와도 관련이 있다. 고기압으로 날씨가 맑을 때는 사람들의 기분도 좋아지고 컨디션도 좋아진다. 하지만 저기압으로 흐리거나 비가 오면 기분도 우울해지고 여기저기 아파 오기도 한다. 게다가 요즘은 인위적인 환경에 의해서도 스트레스가 발생하는데, 압력에 의한 스트레스가 그것이다. 반도체 생산처럼 먼지를 제거하기 위한 설비가 있거나 냉방을 위해 지속적으로 에어컨이 가동되는 환경에서는 외부와의 압력 차가 발생하는데, 이때도 사람은 스트레스를 받게 된다.

이외에도 소음에 의한 스트레스도 있다. 복잡한 도심의 자동차 소음이나 아파트의 층간 소음이 대표적인데, 이는 인체에 스트레스로 작용한다.

살펴본 바와 같이 이 모든 스트레스는 정서적으로 받는 스트레스와 똑 같은 인체 반응을 일으키고, 또 이차적으로 짜증이나 화, 불안, 공포와 같은 정서적 스트레스를 야기하여 건강을 해친다.

적당한 스트레스는 사람이 살아가는 데 반드시 필요하다. 스트레스가 없다면 공부를 잘 할 수도 없을 것이고, 스트레스가 없다면 직장 생활의 업무를 처리해 내지도 못할 것이다. 자동차가 길을 이탈하여 나를 향해 돌진해 올 때 스트레스를 받지 않고 느긋하게 구경만 하고 있다면 아마 병원 신세를 지거나 이 세상을 하직해야 할 것이다. 이렇게 적당한 스트레스는 사람이 세상을 살아가는 데 촉매 역할을 한다. 하지만 이 스트레스가 항상 적당하지 않고 과하다는 것이 문제이고,

그것을 견뎌내지 못하기 때문에 질병이 발생하는 것이다.

여기서 잠깐 다음의 통계를 살펴보자.

2005년 한 해 동안 우리 나라에서 자살한 사람이 1만 2,047명이 된다. 자살한 사람수가 2000년 6,460명에 비해 두 배나 증가한 반면 교통사고에 의한 사망자는 같은 해 7,776명으로 2000년의 1만 1,844명에 비해 많이 줄었다. 한편 타살로 사망한 사람은 2005년에 866명이다. 이 통계에 따르면 타인에 의해 생명을 마감하는 경우보다 자신이 스스로 세상과 하직하는 경우가 무려 10배 이상이 된다.

사람은 왜 자살을 택하는 것일까? 과도한 스트레스 때문이다. 사회가 주는 스트레스, 인간관계에서 받는 스트레스를 이겨낼 수 없을 때 사람들은 자살을 선택한다. 다니던 회사에 부도가 나고 사랑하는 사람이 죽고 질병의 고통을 이겨낼 수 없을 때 사람들은 자살을 선택한다.

또 다른 통계를 살펴보자. 2006년 한해 동안 가장 많은 사망자를 낸 원인은 암으로, 총 6만 5천 909명이 이 질병으로 사망했다. 현재 암의 정확한 원인은 밝혀지지 않고 다만 정상세포가 돌연변이를 일으켜 암이 되는 과정들만 일부 밝혀져 있다. 그러나 암의 원인으로 가장 널리 지목 받고 있는 것이 바로 스트레스이다. 스트레스를 받은 세포들은 염증과 수복을 반복하고 재생되는 도중에 오류가 발생하는데, 이것이 암세포가 된다. 사람들은 스트레스를 극복하기 위해 술을 마시고, 다시 그 술은 간과 위장, 대장에 스트레스를 주고 이것은 또 암으로 변한다. 또한 사람들은 스트레스를 극복하기 위해 담배를 피우고, 담배 연기는 폐세포에 스트레스를 주어서 암을 유발한다.

교통사고로 인한 사망의 경우도 스트레스가 많은 원인을 제공한 것이다. 사실 정비 불량이나 자동차 결함에 의한 사고는 비교적 많지 않다. 교통사고의 대부분은 운전자의 스트레스가 그 원인이 된다. 아침에 아내와 싸우고 출근하는 남편의 운전은 거칠게 마련이다. 수금을 하지 못하고 회사로 들어가는 영업 사원의 운전도 부드러울 수가 없다. 과중한 업무로 지치고 스트레스가 쌓인 회사원의 퇴근길이나 며칠째 철야 운전을 하고 있는 트럭 운전사의 운전이 안전할 리가 없다.

　살펴본 바와 같이 스트레스는 인체에 끊임없이 작용하는데, 이것이 질병과 사망 원인의 대부분을 차지하고 있음을 알 수 있다. 따라서 스트레스를 적절히 조절하고 극복하는 것만이 질병으로부터 벗어나 건강한 몸을 유지하는 가장 중요한 수단이 됨을 잊지 말자.

우리 몸의 뛰어난 조율사

- 자율신경계 -

사람이 삶을 살아가는 데 있어서 몸과 마음의 조율은 반드시 필요하다. 가만히 서 있을 때도 우리 몸은 앞으로 넘어지지 않기 위해 뒤쪽의 근육들이 뒤로 잡아당기고, 앞쪽의 근육들은 뒤로 넘어지지 않기 위해 앞으로 잡아당긴다. 그 조절 기능이 아주 미세하고 정교해서 내가 의식하지 못할 뿐이다.

밥을 먹으면 위장이 움직인다. 위산을 뿜어내고 평활근의 움직임이 시작되어 밥을 갈아 죽을 만든다. 숨을 쉬는 것도 나는 거의 의식하지 못한다. 횡격막이 때에 따라 올라가고 내려간다. 집중을 해야만 그것을 의식할 수 있다. 달리기를 할 때 허벅지의 대퇴직근으로 얼마만큼의 혈액을 공급해야 할지 계산하지 않아도 된다. 자동으로 내 몸이 알아서 적당량을 공급해 주기 때문이다. 공부를 할 때 뇌신경의 어느 곳을 활성화하고 혈액을 공급할지 나는 모른다.

의식하지 않아도 자동으로 내 몸은 작동한다. 모두 우리의 DNA에 입력된 자동조절장치 덕분이다. 이러한 자동조절장치를 내재된 신경이라고 부르기도 하고, 달리 자율신경이라고 일컫기도 한다.

그러면 자율신경은 몸의 기관들, 즉 근육, 심장, 위장과 같은 유형의 기관들만 조절하는 것일까? 아니다. 자율신경은 몸과 마음을 연결해 주는 다리 역할을 한다. 우리 몸의 상태는 기분을 만들어 내고, 기분은 몸의 상태를 바꾸어준다.

좋은 기분, 행복한 기분은 혈액의 흐름을 소화기관·생식기관으로 흐르도록 하고, 몸을 이완시킨다. 나쁜 기분, 화가 난 기분, 우울한 기분은 혈액의 흐름을 뇌·감각기·근육으로 흐르게 하고 몸을 긴장시킨다.

이렇게 마음과 몸은 자율신경에 의해 서로 연결되고 혈액의 흐름을 조절한다. 혈액의 흐름이 지나치게 증가하면 몸은 과열되고, 염증이 발생하고, 아프게 된다. 혈액의 흐름이 정상보다 감소하면 몸은 차가워지고, 기능은 약해지고, 염증이 발생하고, 아프게 된다. 자율신경은 체내의 혈액 공급을 조절하고, 이 자율신경은 마음의 영향을 받는다.

자율신경은 크게 두 가지 신경계로 나뉜다. 하나는 교감신경계이고, 다른 하나는 부교감신경계이다. 먼저 교감신경에 대해 살펴보자. 교감신경은 우리 몸의 전체에 분포해 있다. 즉 교감신경이 닿지 않는 곳은 없다. 그만큼 중요한 신경이다. 만약 교감신경의 작용이 없다면 사람은 잠시라도 스트레스 상황을 버텨낼 수 없을 것이다. 스트레스를 받고 있는 상황이 되면 우리 몸은 긴장하게 되는데, 이때 '교감신경'이 흥분 활성화된다. 일할 때, 공부할 때, 연구할 때, 사냥할 때, 영화 볼 때, 누군가가 나를 위협할 때 등 우리 몸을 긴장하게 하는 모든 상황은 교감신경을 흥분시킨다.

교감신경이 흥분하게 되면 어떤 일이 벌어질까? 교감신경은 우리가 일을 하거나, 사냥을 하거나 또는 위급한 일을 처리하고, 우리 몸을 보호할 수 있도록 에너지를 다량 확보하려고 한다. 따라서 교감신경이 흥분을 하면 그 상황을 극복하기 위해 혈액의 흐름이 증가하고, 우리 몸은 열을 내게 된다. 그러니까 에너지의 사용 수준을 높이는 것이다. 심장의 박출량을 늘리고, 혈당을 높이고 아드레날린 분비를 늘리고, 갑상선호르몬의 양을 늘린다. 그 결과 힘이 불끈불끈 솟아나게 한다. 심장은 더욱 빨리 뛰고, 혈압은 상승하고, 생각이 많아지고, 정신은 맑아진다. 이때 감각 기관들도 흥분하게 되는데, 머리카락이 쭈뼛쭈뼛 서게 되고, 눈은 초롱초롱해지고, 귀를 곤두세우게 된다. 또한 근육에는 힘이 들어가고 손에 땀을 쥐게 된다. 갑작스런 에너지 사용의 증가는 필연적으로 피로를 불러온다. 실제로 에너지 소모가 약 2∼3배 이상 증가하고, 그만큼 몸도 빠르게 지쳐버린다.

이러한 과열 상태가 오래 지속되면 머리는 맑음을 지나 두통을 호소하고, 지나치게 각성 상태가 유지되면 불면증을 호소하게 된다. 심장은 힘차게 뛰는 것이 아니라 두근두근 불안하게 뛰게 되고, 감각기관들도 지쳐 귀에서는 잡음 섞인 소리가 나고, 눈은 침침하고, 충혈 되고, 따갑고, 안구건조증이 생긴다. 코는 마르거나 비염이 생기고, 입은 말라

들어간다. 근육은 지나치게 굳어 목이 뻣뻣해지고, 어깨의 통증도 늘어난다. 증가한 열을 식히기 위해 땀이 나고 땀이 식으면서 다시 몸이 싸늘하게 식어버리기도 한다. 열은 주로 상체에서 많이 난다. 감각기관이 몰려 있기 때문이다. 적당한 교감신경의 흥분 자극은 삶의 활력소로 작용할 수 있다. 하지만 교감신경의 흥분은 언제나 지나치는 경향이 있고, 교감신경의 지나친 흥분은 만병의 근원으로 작용할 수 있다는 점 역시 항시 염두에 두어야 한다.

그럼 부교감신경이란 어떤가? 부교감신경이란 점막구조를 지배하는 신경이다. 분비기관이 있는 곳에는 부교감신경이 있다. 따라서 눈물샘, 침샘, 위장의 분비샘, 췌장의 분비샘, 전립선, 자궁점막 등이 부교감신경의 지배를 받는다. 부교감신경이 약해지고 교감신경의 과흥분이 지속되면 이러한 점막들이 모두 말라버린다. 그래서 스트레스를 받으면 눈이 따갑고, 입이 마르고, 위가 마르고, 자궁의 분비샘이 말라버리는 것이다. 부교감신경은 또한 소화기와 생식기를 지배한다. 부교감신경이 흥분하면 소화기관, 즉 위장·소장·대장의 기능이 활발해지고 움직임도 활동적이 된다. 요컨대 우리가 편히 쉬고 있는 상황은 부교감신경이 우위에 있는 몸 상태를 말한다.

우리 몸을 흐르고 있는 혈액의 양은 항상 충분한 것이 아니다. 압력차에 의해 혈액은 순환한다. 그래서 혈액이 교감신경의 영역으로 지나치게 몰려가게 되면 부교감신경의 영역인 소화기와 생식기 내의 혈액 순환량은 줄어들게 된다. 많게는 약 80퍼센트까지 혈액의 양이 줄어든다. 혈액의 공급량이 줄어든다는 것은 기능을 줄인다는 것과 같다.

따라서 교감신경이 우위에 있을 때는 소화 기능은 심각하게 저하된다. 이로 인해 신경성이란 말이 나온 것이다. 신경을 많이 쓰면, 즉 스트레스를 받으면 입맛이 없거나 소화가 안되거나 신경성위염이 생기는 것이다.

생식기관의 기능도 부교감신경의 영향을 받는다. 부교감신경의 기능이 약해지거나 교감신경의 자극이 과흥분될 때 생식 기능의 이상이 발생한다. 남성의 경우 발기불능·조루·전립선염·과민성방광 등의 증상이 나타나고, 여성의 경우 생리불순이나 성교통·불감증·불임증·자궁근종·난소낭종·골반통 등의 원인이 된다.

교감신경의 과흥분으로 생식기의 점막 기능들이 약해지면, 전립선은 부종과 분비 이상을 일으켜 전립선염이 발생하고, 방광염이 생기고, 빈뇨^{과민성방광}를 유발한다. 자궁벽의 점막은 분비 기능을 잃고 염증이 생기고, 통증을 유발하거나 종양으로 발전한다.

소화기와 생식기에 분포한 부교감신경은 모두 뇌신경의 한 가지인 미주신경이다. 그래서 뇌활동의 직접적인 영향을 받는다. 기분이 나쁠 때 소화가 되지 않는 것이나, 성적인 행위가 분위기와 기분의 영향을 많이 받는 이유도 이 때문이다.

신체가 건강한 상태에서는 이들 두 개의 자율신경이 각각 적절히 작용함으로써 쾌적한 생활을 영위할 수 있다. 그러나 만일 스트레스 상태가 지속되면 가장 먼저 자율신경에 영향을 미쳐 우리의 몸에 여러 가지 부작용을 낳게 되는데, 이러한 질병을 '자율신경실조증'이라고 한다.

상상하면 이루어진다

- 자율신경실조증 -

자율신경실조증이란 긴장과 스트레스가 지속되어 자율신경의 균형에 금이 가고 여러 가지 부작용을 만들어 내는 질환으로 주로 교감신경이 과도하게 항진되고 부교감신경이 억제되는 상황을 말한다. 흔히 자율신경실조증의 증상은 교감신경이 항진된 증상_{심계항진, 두통, 불면, 불안, 안구건조증, 비염, 근육통}과 함께 소화기관의 문제_{위염, 장염, 간염, 복부팽만감, 과민성대장증후군} 그리고 생식기의 문제_{생리통, 불임, 전립선염, 과민성방광증후군}가 혼합되어 나타나게 된다. 따라서 자율신경실조증의 치료에 임할 때에는 하나하나의 개별 증상에 얽매이기보다는 자율신경의 전체적인 균형을 맞추는 것이 중요하다.

일반적으로 자율신경실조증은 많은 내과 질환과 정신 질환이 그 원인으로 알려져 있는데, 적극적인 치료를 하면 초기에 큰 효과를 볼 수 있다. 생활 습관이 불규칙한 경우 일상의 리듬이 깨지게 되는데, 이러한 리듬의 상실은 몸을 자극하여 긴장 상태에 빠지게 된다. 즉 식사 습관·생활 습관·과로·긴장·경쟁 등 우리 몸을 과열시키는 모든 자극이 자율신경의 실조를 유발하고 주로 교감신경을 항진시켜 괴로운 상태를 만든다. 반대로 스트레스가 적절히 컨트롤되고 식사와 생활이 비교적 규칙적인 상황 하에서는 부교감신경이 우위에 놓이는데, 이때를 일러 편안한 상태라고 말한다. 자율신경실조증의 예방은 이렇게 몸이 적절하게 부교감신경이 우위에 있도록 만들어 주는 데에 있다.

마음에 의해 생긴 병은 거의 모두 스트레스와 관련이 있다. 분노·억압·우울 등의 감정은 자율신경계에 영향을 미치고, 혈액의 흐름을 바꾸어 놓아 이를 신체 증상으로 나타나게끔 한다. 이렇듯 마음에서 유래한 것이 신체적으로 나타나는 증상을 심신증이라고 한다. 반면 이를 자율신경의 균형에 중점을 두고 말할 때 자율신경실조증이라고 한다.

자율신경의 균형이 무너지면 우리 몸은 전신의 통증이 증가하고 쉽게 피로를 느끼며, 집중력이 떨어지고, 불면증과 함께 땀이 많아지는 동시에 한기도 느끼게 된다. 즉 인체의 윗부분은 뜨겁고 아랫부분은 차지는 상열하한의 상태가 되는 것이다. 심할 경우 잠이 쉽게 오지 않을 뿐만 아니라 아침에 눈을 뜰 때도 몸이 천근 만근 무겁게 느껴진다.

일반적으로 환자들은 병원을 찾아 불편한 여러 가지 증상, 말하자면 수족 냉증, 어깨 결림, 심장의 두근거림, 불안, 인후부의 이물감, 어지럼증, 이명, 성욕 감퇴, 불임 등을 비롯하여 수많은 증상에 대해 이야기하곤 원인을 몰라 괴로워하고 두려워한다. 실제로 그 원인이 복합적이기 때문에 각종 검사에서도 그 원인을 쉽게 밝혀 낼 수가 없다. 하지만 한 가지 뚜렷한 점은 기질적 변화보다는 기능적 변화가 대부분이라는 것이다.

자율신경은 마음과 연결되어 있다. 다시 말해 현재 나의 마음 상태를 몸으로 표현하는 것과 같다. 사람은 스트레스라는 마음의 변화와 갈등을 신체라는 도구로 표현하는데, 이것이 곧 자율신경실조증의 증상으로 나타난다. 이때 이 두 가지 마음과 신체 증상을 연결시켜 주는 접점이 바로 자율신경계인 것이다.

교감신경과 부교감신경계의 조화가 깨질 때 이 둘은 상호 길항적 혹은 보완적으로 작용한다. 또한 자율신경실조증은 교감신경계의 과도한 긴장으로 발생하는 경우가 대부분이지만 부교감신경 영역의 기능이 과항진되어 나타나는 경우도 드물게 있다. 하지만 부교감신경계의 과항진은 항상 교감신경계의 과항진으로 다시 이어진다.

사람이 살아가면서 몸의 여러 가지 조절 작용에 의식적으로 관여하는 경우는 많지 않다. 말하자면 오늘은 어디로 가고 무엇을 먹는다든지 어떤 드라마를 보아야겠다는 의식적인 판단은 삶에 있어서 지극히 일부에 불과하고, 대부분의 인간 행동은 무의식적인 과정에서 일어난다. 음식을 먹고 나면 위장과 소장, 대장은 알아서 소화 과정을 처리하고 심장은 늘 같은 박자로 뛰고, 달려오는 자동차를 보면 저절로 몸을 피하게 되는 것이 바로 그 예이다. 이렇듯 자율신경계는 심혈관계, 호흡계, 소화계, 배설계 및 생식계 기관의 모든 기능과 상호 협조하고 조절 작용에 관여한다.

사실 내장의 운동은 중추 신경계의 활동과 관계없이 기능한다고 생각했기 때문에 자율이라는 이름을 붙였다. 하지만 뇌의 변연계나 시상 혹은 대뇌피질의 활동이 자율신경계의 기능에 변화를 가져올 수 있기 때문에 완전히 자율적인 것은 아니다. 이를테면 머릿속에서 기분 나쁜 기억을 떠올리고, 나에게 해를 준 누군가를 생각하다보면 절로 얼굴이 붉어지고 분노가 치밀어 오르면서 심장 박동이 빨라지고 주먹을 불끈 쥐게 된다. 하지만 내장의 감각 정보는 대뇌피질에 도달하지 않기 때문에 사람이 그것을 인지할 수는 없다. 그럼에도 불구하고 의식적인 생각이 자율신경을 조절할 수 있는 것은 우리의 뇌가 실제와 상상을 구분하지 못하기 때문이다. 실제로 음식을 먹을 때는 물론이고 그저 상상만으로도 침이 고이는 경험을 모두 해 보았으리라. 레몬을 떠올리면 입에는 침이 고이기 시작한다. 이것은 실제로 레몬을 앞에 두고 먹지 않더라도 우리 몸이 소화 과정을 시작한다는 말이다.

요컨대 뇌는 실제와 상상을 구분하지 못하고, 모두 같은 신호로 인식하고 같은 출력을 내놓는다. 그래서 기분이나 감정도 똑같은 처리 과정을 거치는 것이다. 말하자면 불안하고 우울하고 화나고 두렵고 혹은 기분 좋고 즐겁고 행복한 감정으로 인해 몸의 호르몬 분비가 바뀌는 것이 실제로 일어난 상황에서나 생각만 하고 있는 상황에서나 모두 몸에서 일어나는 생리적인 변화가 같은 것이다.

자율신경실조증을 치료함에 있어 반드시 피해야 할 것이 혼잣말이다. 어떤 상황이나 생각에 임했을 때 자동적으로 떠오르는 부정적인 생각과 그것에 꼬리를 물고 따라 나오는 부정적인 생각 말이다. 예를 들어 이달 말에 카드 값을 갚지 못할 것 같다는 예감이 들고, 그에 따라 신용 불량자가 되는 생각이 들고, 곧 서울역에서 노숙하고 있는 자신이 보이는 생각이 그것이다. 한 가지 예를 더 들어보자. 갑자기 왼쪽 배가 아파 오고 설사를 며칠 하더니, 약간의 피가 보였다. 그때부터 머릿속에서는 대장암이 아닐까 하는 생각이 떠오르며 입맛이 떨어지고 죽는다는 생각만 하게 된다. 이렇게 아직 일어나지 않은 일에 대해 혼잣말하기^{상상하기 혹은 소설 쓰기}를 피해야 한다. 상상만 하고 있는데도 우리 몸은 실제로 그 일이 일어난 것처럼 생리적 반응들을 나타내기 시작한다. 자그마한 상처를 내가 상상하던 그것^암으로 만들어 버리기 시작하는 것이다. 이는 사람의 뇌가 상상과 실제를 구별하지 않기 때문이다.

　부교감신경이 대부분 내장에만 분포하는 반면 교감신경계는 우리 몸속에서 척추를 기준으로 좌우 한 쌍이 있고 전신에 분포한다. 교감신경이 과도하게 긴장하면 보통은 좌우의 신경이 거의 비슷한 수준으로 작동한다. 하지만 때로 한쪽만 과도한 긴장 상태를 보이는 경우도 있다. 예를 들면 우측 상지와 하지가 좌측보다 더 차게 느껴진다든지, 두통이나 어깨 결림 · 비염 등이 우측이 좌측보다 심한 경우가 그것이다. 스트레스에 의한 교감신경의 긴장은 주로 우측이 더 과도하게 나타나는 경우가 많다. 또한 유전적인 원인이나 유아기의 발육 환경, 질병의 감염 유무, 성격이나 환경 등에 의해 좌우 편차가 생긴다.

스트레스와 관련된 질병을 모아 보면 다음과 같다.

- 심혈관계 : 빈맥, 부정맥, 고혈압, 협심증, 심근경색증, 두통, 편두통
- 소화기계 : 식욕부진, 신경성 구토, 위경련, 가슴앓이, 딸꾹질, 만성위염, 역류성식도염, 위궤양, 십이지장궤양, 변비, 설사, 과민성 대장증후군, 복부 팽만, 궤양성대장염, 크론병
- 호흡기계 : 신경성 기침, 건초열, 기관지 천식, 과호흡증후군, 역류성후두염
- 내분비계 : 당뇨병, 비만증, 갑상선 질환
- 비뇨생식기계 : 빈뇨, 발기부전, 불감증, 조루증, 월경불순, 불임증, 전립선염, 과민성방광증후군, 방광염
- 신경계 : 긴장성 두통, 편두통, 틱, 수전증, 뇌졸중
- 근육계 : 근육통, 만성적 요통, 류머티스 관절염
- 면역계 : 저항력 감소, 자가면역질환
- 피부계 : 여드름, 두드러기, 습진, 원형탈모증, 가려움증, 신경성 피부염, 다한증
- 정신계 : 불면증, 우울증, 불안증, 약물 남용, 알코올중독, 신경증, 정신 분열증, 자살
- 기타 : 피로 및 무기력, 각종 암, 손상, 돌발적인 사망, 갱년기 장애, 자궁적출후증후군

입문자를 위한 위염의 발달사

- 급성위염에서 장상피화생까지 -

위장에 처음 염증이 생기면 급성위염이라고 한다. 뷔페에서 맛있는 음식을 너무 많이 먹고 난 다음날, 아주 매운 낙지 볶음을 먹고 난 후, 술을 진탕 마신 후, 하루종일 접대가 있어 커피를 평소보다 3배 이상 마신 날 그리고 엄청난 정신적 스트레스에 시달리고 난 후 위장의 점막은 염증을 일으키고 쓰리고 아파 온다. 갑작스러운 자극과 과로를 견디지 못해 염증이 생겨버린 것이다. 급성위염의 초기 증상은 티푸스나 폐렴처럼 열성질환의 증상과 비슷하게 나타나기도 한다.

급성위염이 발생하면 위장의 점막에는 발진이 생기고, 혈액성의 점액이 분비된다. 흔하게 나타나는 증상으로 명치부의 불쾌감과 구토, 구역질, 식욕의 변화가 그것이며, 그 외 사람에 따라 다양한 증상을 보이기도 한다. 흔히 음식을 잘못 먹고 '체했다'는 경우에서부터 심한 복통으로 입원하는 경우까지 증상은 다양하게 나타날 수 있다.

이렇게 급성위염이 발생하면 우리 몸은 회복하려는 치유 기능이 작동한다. 그래서 위장벽이 다시 정상적인 회복을 할 때까지 위장을 쉬게 해 주고 보호해 주는 것이 중요하다. 보통 위장벽은 3일 정도면 재생이 되므로 건강한 사람들의 경우 아무리 심하게 체하고 염증이 생기더라도 3일 정도면 저절로 낫는 것은 이 때문이다.

그런데 이렇게 위벽이 손상되고 염증이 생기는 상황이 반복적으로 일어나 염증이 생기고 낫고, 또 염증이 생기고 치유되기를 반복하다보면 위장의 자연 치유력은 힘을 잃어간다. 그래서 앞서 발생한 염증이 치유되기도 전에 또 다른 염증이 생기고 또 낫고, 또 다른 염증이 생기기를 반복하게 되면서 만성염증의 단계로 넘어가는 것이다.

위장은 평활근이란 근육으로 이루어져 있는 주머니이다. 이 주머니 속에 음식이 들어오면 위는 위산과 펩신^{단백질 분해 효소}의 작용으로 음식을 녹이고 화학적 분해를 한다. 또 근육 주머니는 주물럭주물럭 음식을 갈고 부수는 맷돌의 기능을 한다. 그런데 급성위염의 상태가 되면 모든 근육이 그렇듯이 갑자기 경련을 일으키거나 굳어버리기도 한다. 이때 심한 복통이 찾아오고 답답함이 찾아온다. 만성염증의 상태가 되면 위장의 근육도 힘을 잃게 된다. 힘을 잃은 근육은 약간의 음식물도 부담스러워하고 힘없이 움직이고 음식물을 잘게 부수지 못하고 힘겨워한다. 또 조금만 용량이 넘치게 음식이 위장으로 들어오면 작동을 멈춘다. 그래서 명치 부위가 답답하고 음식이 가득 찬 느낌이 나고,

음식이 제때에 내려가질 않으니 가스는 더 발생하여 트림이 증가하고 억지로 위장을 움직이려고 가스를 삼키고 다시 트림을 짜내는 과정을 반복하게 된다. 만성위염의 상태에서는 혈액순환도 느려지게 된다. 그래서 위산과 소화효소의 생산 능력도 떨어지는 것이다. 또한 보호막인 점액의 생산도 느려진다. 뿐만 아니라 위장의 근육의 힘도 떨어진다.

미란성위염이란 염증의 단계에서 혈관이 약해지고 파열되어 출혈과 염증이 동반하여 생기는 것을 말한다. 이것은 급성과 만성의 염증 상태 모두에서 발견될 수 있다. 위장 점막에 다발성으로 미란과 함께 출혈이 발생하고 때로는 출혈량이 많아 생명을 위협하기도 한다. 위장관의 출혈은 많은 양이 쌓일 때까지 보이지 않기 때문에 특히 위험하다. 위장 점막의 아래에 위치한 비교적 큰 동맥들이 작고 깊은 미란성 궤양에 의해 노출되면 출혈이 일어나기 때문이다.

위장의 질환이 계속 진행되면 위장의 고유세포들이 점점 힘을 잃어간다. 정상적인 기능을 수행하지 못하고, 혈액의 공급이 느려지면 위장의 고유세포들은 위축 상태로 들어간다. 그래서 가진 바 능력을 발휘하지 못하고 쭈그러들어 주름지게 된다. 이 상태를 위축성위염이라고 한다. 위축성위염의 단계까지는 아직 회복의 가능성을 지니고 있다. 충분한 혈액의 공급과 위장세포의 휴식을 보장해 주면 위장의 줄기세포들은 다시 정상세포를 만들어 낼 것이기 때문이다.

하지만 위축성위염이 계속 진행되면 위장의 세포들이 그 모양을 바꾸기 시작한다. 계속된 위축으로 위장의 줄기세포들은 더 이상 위장의 존재 가치를 인정하지 않게 된다. 그래서 이곳에는 더 이상 위장의 세포들이 필요 없다는 결론을 내리고, 이제부터는 위장의 세포가 아닌 장의 세포를 만들어 낸다. 위장의 고유세포가 있어야 할 자리에 대장의 상피세포인 술잔세포들이 자리하기 시작하는 것이다. 이를 일러 '장상피화생'이라고 한다.

암이란 원래 있어야 할 세포가 아닌 다른 세포가 자라는 것을 말한다. 그래서 예전에는 '장상피화생'을 초기 암으로 진단했다. 그러나 이 장상피가 악성 변화를 일으키지 않는 것이 판명되어 현재는 전암단계라고 진단한다.

어쨌든 위장의 세포가 아닌 장상피가 자란 곳은 다시 위장의 일원으로 돌아오지 않는다. 그래서 비가역적 반응이라고 한다. 위축성위염과 장상피화생이 일단 발생하면 위암의 확률은 급격히 증가한다.

위장병으로 가는 지름길, 알고 피하자

위장은 용광로이다. 모든 것을 녹여버린다. 위장이 맷돌처럼, 용광로처럼 모든 것을 잘게 부수고 녹이는 이유는 음식물에서 영양분을 흡수하기 쉽게 죽을 만들고 음식물에 포함된 독소와 세균을 해독 살균하기 위해서이다.

또한 위장은 양기陽氣가 유여有餘한 곳이다. 항상 에너지가 넘친다. 위장은 평활근이라는 근육으로 만들어진 주머니이다. 음식물이 위장으로 들어오면 이 근육이 운동을 시작한다. 주물럭주물럭 음식을 누르고 굴리고 갈아서 죽을 만든다. 보통 2~3시간이면 음식이 모두 갈려 죽이 된다.

위장에는 다른 소화기관에는 없는 독특한 세포가 두 가지 있다. 벽세포와 주세포가 그것이다. 벽세포는 위산을 만들어 내는 세포이다. 주세포는 펩신이라는 효소를 만들어 낸다. 펩신은 단백질을 분해해서 소장에서 흡수되기 쉽도록 만든다. 벽세포는 위산^{염산}을 만들어 낸다. 염산은 음식물을 녹여 죽을 만들기도 하고, 펩신효소가 작용하도록 도와주기도 한다^{펩신은 위산이 충분히 분비된 상황에서만 그 힘을 발휘한다}. 또 위산은 음식물속에 들어 있는 대부분의 세균을 살균하기도 한다. 그래서 위산과 펩신은 아주 자극적이다. 독수리나 하이에나가 짐승의 썩은 고기를 먹고도 감염되지 않고 끄떡없는 이유는 바로 이 위산 때문이다. 아주 강한위산이 분비되므로 음식물 속의 균들을 대부분 죽여 없애버리기 때문이다.

위산은 pH 2~3 정도 되는 아주 강한 산이므로 위장벽을 손상시킬수 있다. 또 위장을 구성하고 있는 평활근은 단백질이다. 그리고 펩신은 단백질을 분해하는 효소이므로 자기 자신의 벽이 소화가 될 수도있다. 그래서 이러한 자가소화를 방지하기 위해 위장에는 점액을 만들어 내는 점액세포가 다량 포진하고 있다. 항상 점액을 충분히 분비하여위장벽을 보호하고 있는 것이다.

위장은 아주 위험하고 복잡한 화학 공장이다. 위산이 분비되고 펩신이 분비되고 강력한 근육운동을 하고, 오징어나 갈비처럼 딱딱한 음식이 들어오고, 떡볶이 · 매운탕처럼 매운 음식이 들어오고, 술 · 담배처럼 자극적인 음식이 들어오고, 진통제 · 소염제 · 관절 약처럼 유독한약물이 들어온다. 그래서 위장은 세포분열 또한 왕성하다. 위장벽을구성하고 있는 세포들은 업무량도 많고 각종 위험에 노출되어 손상받기도 쉽기 때문이다. 그래서 위장의 세포들은 약 3일 정도의 짧은 수명을 가진다. 손상된 세포를 오래 간직하지 않고 새로운 세포들로 항상 교체를 하기 위해서이다.

이렇게 위장이 손상을 방지하고 건강을 유지하기 위해 많은 노력을 기울이고 있지만 한계도 있다. 손상이 복구되기 전에 또 다른 자극이 들어온다든지 손상을 복구할 수 없을 만큼 큰 손상이 생기는 경우이다. 후자는 주로 지나친 과음이나 약물중독 혹은 사고에 의한 경우이다. 문제는 전자이다. 지속적으로 자극적인 음식을 먹는 것이 위장에 가장 나쁘다. 일주일에 3회 이상의 음주, 맵고 짠 음식의 지속적인 섭취, 각종 약물의 장기 섭취가 위장에 악영향을 미친다.

위장을 괴롭히는 또 다른 원인은 스트레스이다. 앞에서 밝힌 자극적인 음식보다 더 강하게 위장을 자극하는 것이 스트레스이다. 사람이 스트레스를 받으면 교감신경이 항진되고 뇌와 감각기[눈·코·입·털], 근육, 심장, 땀샘이 자극된다. 그래서 두통, 불면, 안구건조, 비염, 입마름증, 털이 쭈뼛 서고, 근육은 굳어 어깨나 목덜미가 아프고, 심장은 벌렁거리고, 손에 땀을 쥐거나 얼굴에 열이 훅 오른다. 대신 위장으로 가는 혈류량은 줄어들고 위장의 기능은 심각하게 떨어진다. 스트레스는 면역계에도 심각한 영향을 미치는데, 과립구라고 하는 면역세포의 양이 증가하기 때문이다. 이 과립구가 증가하면 인체에 염증반응이 증가하는데 위장에서 위염을 일으키는 원인으로 작용한다.

이렇게 위염을 일으키는 원인은 크게 음식에 의한 것과 스트레스에 의한 것 두 가지로 나눌 수 있다. 위장은 세포 재생이 왕성하기 때문에 위염이 발생하더라도 건강한 상태에서는 저절로 치료가 잘된다. 반면 잘못된 음식 섭취에 의한 지속적이고 나쁜 자극과 과도한 긴장 속에서 살아야 하는 현대 생활의 패턴 속에서 위염은 치유와 발병을 반복하고, 급기야 만성위염이라는 난치병의 하나로 자리잡아 버리고 말았다.

만성위염은 위축성위염, 장상피화생, 위암으로 가는 첫 정거장이 된다.

당신의 병은 신경성, 생각, 자율신경

- 몸의 세 가지 조화 -

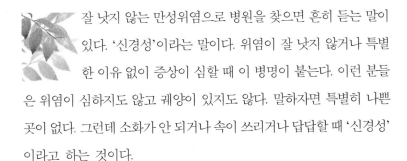

잘 낫지 않는 만성위염으로 병원을 찾으면 흔히 듣는 말이 있다. '신경성'이라는 말이다. 위염이 잘 낫지 않거나 특별한 이유 없이 증상이 심할 때 이 병명이 붙는다. 이런 분들은 위염이 심하지도 않고 궤양이 있지도 않다. 말하자면 특별히 나쁜 곳이 없다. 그런데 소화가 안 되거나 속이 쓰리거나 답답할 때 '신경성'이라고 하는 것이다.

신경성이란 병명이 붙게 되면 신경안정제나 항우울제 같은 신경과 약을 함께 처방 받게 되는데, 이 약을 먹어도 잘 치료가 되지 않는 것이 보통이다. 신경안정제란 것이 마음을 진정^{억제}시켜 주기는 하지만 위장관의 활동도 함께 줄여주는 부차적인 작용을 하기 때문에 치료가 잘되지 않는 것은 어쩌면 당연한 일인지도 모른다.

109

위장관의 운동, 즉 소화기관의 운동은 자율신경과 관련이 아주 깊다. 우리가 명령을 하면 하는 대로 움직이는 근육을 수의근이라 하는데, 팔다리의 근육을 말한다. 팔을 들라고 하면 들고 내리라고 하면 내린다. 그런데 내장기관은 이러한 의식적인 명령에 따라 움직이는 것이 아니다. 심장은 하루도 쉬지 않고 묵묵히 그냥 뛴다. 위장도 마찬가지이다. 소화시켜라, 쉬어라 하는 명령을 우리가 내리는 것이 아니다. 음식이 들어오면 일을 한다. 음식이 없을 때도 나름대로의 규율에 따라 움직인다. 인체 대부분의 기관이 자율신경의 지배를 받아 나름대로 움직이고 있는 것이다. 자율신경의 조절작용이 없다면 아마 우리는 살아 있지 못할 것이다.

교감신경계의 기능이 항진되면 에너지 대사는 증가하고 두면 상지부의 혈류량은 증가하는 대신 부교감신경계인 내장의 혈류량은 줄어든다. 이때 줄어든 혈류량은 기능 축소를 말한다. 당장 생명을 유지하기 위해 필요하지 않은 기관들의 기능을 줄이는 것이다. 그래서 위장과 대장의 기능은 나빠지고 혈액의 공급이 줄어들어 질병이 생기게 되는 것이다.

자율신경의 작용은 사람들의 기분과 직접적인 연관을 가진다. 예를 들어 지금 당장 머리를 떨구고 인상을 찌푸리고 한숨을 휴~ ~ 내쉬어 보라. 가슴은 답답하고 복압은 증가하고 위장은 움직이기 힘들어진다. 이렇게 우리의 기분에 따라 자율신경계의 작용은 영향을 받는다. 그래서 내장기능을 조절하는 자율신경의 역할을 사람이 간접적으로 조절하는 것이 가능하다. 나의 의식을 조절하는 것이다. 기분을 조절하는 것이 자율신경의 기능을 조절하는 것이다. 현재 나의 육체적인 몸 상태는 나의 지금 마음의 상태와 일치한다. 내가 우울하고 불안하고 좌절하고 분노하고 화가 나 있다면 내 몸의 교감신경계는 작동을 시작한다. 반대로 나의 마음이 평화롭고 기쁘고 즐겁고 행복하다면 몸은 어깨를 펴고 머리는 꼿꼿이 서 있고 호흡은 길어진다. 물론 뱃속도 점점 편해진다. 이렇게 몸과 마음은 따로 있지 않다. 신경을 쓰는 방향으로 몸의 기능은 움직인다.

신경을 어느 방향으로 쓸 것인가는 내가 결정하는 것이다. 위장병이 생기는 방향으로 신경을 쓸 것인가 아니면 위장병이 치유되는 방향으로 신경을 쓸 것인가? 기쁜 마음과 행복한 감정은 엔돌핀과 세로토닌 등 행복호르몬을 분비하고 교감신경을 억제하고 편안한 부교감의 시간으로 우리를 인도한다. 나아가 병든 몸을 치료하기 시작한다. 위장 질환에 '신경성'이 많은 이유는 이렇게 위장 질환이 기분에 의해 악화되기도 하고 치료되기도 하기 때문이다.

우리가 **알고 싶은 제산제의 진실**

― 위장병 치료제인가 진통제인가, 그것이 문제로다 ―

위장은 웬만큼의 손상이 있어도 쉽게 회복이 된다. 사춘기 이하의 연령에서 발생하는 위염은 그냥 두기만 해도 3일 이상 가는 경우가 별로 없다. 이때를 일러 '돌도 삭일 수 있는 나이'라고 말을 하곤 한다. 그만큼 위장의 기능이 뛰어나다는 말이다.

그런데 어느 때부터 위장병이 잘 낫지 않고 있다. 필자는 그 원인을 '제산제'와 '위산분비억제제'에서 찾고 싶다. 위염을 일으킨 일차적인 원인은 자극성 음식물^{술·커피·맵고 짠 음식}의 섭취나 위장을 손상시키는 약물^{진통소염제·항생제}의 복용과 스트레스에 의한 손상이다. 하지만 이를 치료하기 위해 사용된 제산제와 위산분비억제제가 장기적으로 위장세포의 위축을 가져오기 때문에 위염이 만성화되는 것이다.

'제산제'와 '위산분비억제제'는 위장병의 진통제라 할 만하다. 금방 쓰리다가도 제산제 한 봉 혹은 한 알만 먹고 나면 금방 쓰림이 사라지기 때문이다. 마치 금방 다 나은 것 같다. 위염의 증상 중에 가장 많은 것이 속 쓰림이다. 속 쓰림은 참기 어려울 때도 있기에 이것을 없애기 위해 사람들은 아주 많은 노력을 한다.

 속 쓰림은 급성위염이나 만성위염 모두에서 발생할 수 있다. 위산이 위벽을 공격하기 때문이다. 특히 공복시에는 속 쓰림이나 위통이 더욱 증가한다. 이는 음식이 위장 내에 있을 때는 위산이 음식과 섞이므로 위산의 농도가 내려가지만 공복 시에는 위산이 홀로 분비되므로 위산의 농도가 더욱 높기 때문이다.

 그러면 위염을 치료하기 위해서, 또 속 쓰림을 치료하기 위해서 위산을 '제산' 혹은 '제거'시키는 것이 최선일까? 물론 위산이 없으면 속 쓰림도 없어진다. 위염의 진행도 느려진다. 위염 초기에 시간을 벌어주기 위한 약으로는 그만한 것도 없다. 하지만 음식을 부수고 소화 흡수되기 쉽게 죽을 만들고 살균 소독하는 작용은 누가 해야 하나? 위산이 없으면 당연히 소화흡수를 위한 죽 만들기와 살균은 할 수 없게 된다. 그리고 약간의 속 쓰림은 정상적인 치유 반응인 경우가 많다. 위장의 벽에 상처가 나고 염증이 생기면 치유 반응이 일어난다. 새살이 돋고 있을 때 염증 부위는 자극적이 되고 감각은 민감해진다. 그래서 속 쓰림이라는 신호를 보내고 과식이나 해로운 음식의 섭취를 막아주는 알람 기능을 수행하는 것이다. 피부에 상처가 나면 쓰리고 아픈 것과 비슷하다. 상처 난 부위는 아주 민감해진다. 약간만 스쳐도 아프고 쓰라리다. 하지만 이것은 치유 반응이 일어나고 있음을 말하고 조심하면서 기다리라는 말이다. 피부의 상처는 밴드를 붙이거나 붕대로 보호할 수 있지만 위장벽에 난 상처는 그런 보호 장비를 대기가 불가능하다. 이런 이유로 치유 반응이 일어나는 도중에도 음식물에 부딪치고 위산의 공격을 받을 수밖에 없는 것이다. 때문에 치유 과정 중에 속쓰림이 발생하는 것이다.

서양의학에서는 위염 치료 시에 일차적으로 제산제를 처방한다. 위장벽에 염증이 생기면 그 염증 부위를 위산이 자극하여 더욱 쓰리고 아프게 하고 염증을 확산시키기 때문이다. 사실 그보다 앞서 강한 위산이 위장벽을 자극하여 위염을 일으킨다고 본 것이다. 그래서 위염을 일으키는 원흉인 위산만 없애면 모든 것이 해결될 것처럼 말한다. 물론 위산이 없어지면 위장은 하나도 아프지 않다. 위장을 자극하던 위산이 없어지니 뱃속이 아주 편해진다. 예를 들어 전쟁터에서 팔에 총상을 입은 병사가 고통을 호소한다고 하자. 즉 팔이 떨어져 나갈 것 같은 고통을 호소했다. 그래서 이 병사에게 위생병이 진통제를 주사했다. 그러자 이 병사의 고통은 사라졌다. 팔이 전혀 아프지 않다. 그럼 팔이 다 치료된 것일까?

제산제라는 약은 먹으면 먹을수록 소화는 더 되지 않는다. 왜일까? 위산의 원래 하던 일을 생각해 보자. 위산은 음식물을 녹이고 잘게 부수어 죽을 만든다고 했다. 물론 위산이 없으니 아픔도 사라졌다. 하지만 이와 동시에 음식물을 녹이고 부수어 죽을 만드는 일을 할 일꾼 역시 없어졌음을 기억하자. 그럼 살균은 또 어떻게 해야 하나?

위산은 음식물에 섞여 들어온 각종 독소와 세균을 살균한다고 했다. 이제 위산이 없으니 살균은 옆집 아저씨에게 부탁을 해야 하나?

제산제가 직접 위산을 중화시킨다면 위산억제제는 위장의 벽세포^위산을 만들어 내는 세포의 기능을 억제한다. 히스타민이라는 호르몬의 분비를 억제해 벽세포를 자극하지 않거나 프로톤펌프를 차단해 아예 공장문을 닫아버린다. 24시간 동안 위산분비를 차단하는 프로톤펌프 차단제는 획기적인 약으로 추앙 받고 있다. 위산이 24시간 동안이나 나오지 않는다니 위장은 얼마나 편안할까(?). 하지만 세포 기능을 직접 억제하는 이 약은 장기복용시 위장 세포가 위축되게 하는 주범이 된다. 여기에는 한 가지 이상의 다른 문제가 발생한다. 이러한 약물들이 위장의 벽세포에만 작용하지 않는다는 것이다.

위산 분비억제제는 세포의 기능을 억제하기 위해서 위장으로 흐르는 혈류를 줄여버린다. 위장은 근육으로 이루어져 있고, 피가 잘 통하지 않는 근육은 힘을 쓸 수 없다. 그래서 위염은 낫지 않고 소화도 되지 않고 위장은 무력증에 빠지게 되는 것이다.

만약 위산이 진정 위염의 원인이라면 위산 분비가 어느 누구보다 왕성하고 돌도 삭이는 튼튼한 위장을 가진 아이들과 청소년들은 모두 위염 환자여야 한다. 하지만 현실은 그렇지 않다. 위장도 노화를 겪는다. 그래서 나이가 들면 소화력도 떨어지는 것이다. 위산의 분비도 줄어들고 위장평활근의 힘도 줄어든다. 그런데 매일 같이 제산제와 위산분비억제제를 먹고 있다고 생각해 보자. 위장이 어떻게 되겠는가?

이제 위장병 치료의 기본 개념을 바꾸어야 한다. 위산은 아무런 죄가 없다. 위산은 그대로 두어야 한다. 위산은 본연의 임무를 하도록 내버려두어야 한다. 위장은 재생력이 아주 강하다. 외부에서 들어오는 독소와 자극성 물질을 제거하고 혈액순환이 잘 되도록 해 준 다음 스스로 재생되도록 기다려 주어야 한다. 치료는 혈액순환을 시키는 정도에서 그쳐야 한다.

　위염이 잘 낫지 않고 만성화되는 이유는 잘못된 치료 때문이다. 일차적으로 음식을 조심하고 스트레스를 조절하는 노력과 위장의 혈액순환을 원활하게 한다면 위장은 항상 쉽게 생명력을 다시 찾을 수 있음을 다시 한번 강조한다. 여기에다 긍정적 사고와 기쁜 마음, 즐거운 생활, 행복감이 더해진다면 더 바랄 것이 없다.

무시하기엔 너무 답답하고 위험한 그들

- 역류성식도염과 역류성후두염 -

 역류성식도염은 참 까다롭다. 소화가 잘 되지 않는 사람도 있고, 트림이 계속 나는 사람도 있다. 그 중 역류성식도염의 가장 주된 증상이라 하면 단연 흉통을 들 수 있다. 가슴이 아프다. 영어로는 Heart Burn이다. 가슴이 타는 듯하다는 말이다.

역류성식도염은 일반적으로 위염보다 더욱 사람을 성가시고 불편하게 한다. 가슴 부위가 답답하고 뭔가 걸려 있고 막혀 있는 듯한 느낌은 아마 당해 보지 않은 경우 상상을 하지 못할 것이다.

식도염이 발생하는 이유는 다음의 몇 가지로 나눌 수 있다.

첫째, 뜨거운 음식물을 자주 먹거나 자극성 음식물^{커피·술·매운 음식·흡연}을 많이 그리고 자주 먹는 경우와 화학물질^{농약}을 직접 삼킨 경우에 식도에 염증이 발생할 수 있다.

둘째, 간에 질병이 있는 경우이다. 간경화가 생기면 간으로 들어가는 정맥혈인 간문맥이 막히게 되고 복강 내의 혈액은 다른 우회로를 통해 심장으로 돌아간다. 이때 식도 정맥이 부풀어오르면서 식도가 부어 좁아지고 염증과 출혈이 발생할 수 있다.

셋째, 위산의 역류에 의한 경우이다. 위염과 같은 원인에 의해 위산이 십이지장 쪽으로 정상적으로 흘러가지 못하고 위의 상부인 분문을 지나 식도 쪽으로 역류하는 것이다. 혹은 트림이나 되새김질에 의해 위산이 역류하기도 한다. 위산은 강력한 산성을 가진 물질로 식도에는 치명적이다. 위장의 점막은 점액에 의해 보호되고 있지만 식도는 보호막이 약하다. 그래서 약간의 위산에도 자극적인 통증과 함께 염증을 유발하는 것이다. 식도를 지나 위산이 후두까지 올라와 염증을 일으키면 후두염도 함께 발생한다. 목소리가 갈라지고 가래가 증가하고 기침을 하고 말을 할 때마다 통증을 일으킨다.

역류성식도염의 주요 원인은 위산이다. 그래서 위산을 제거하는 제산제와 위산억제제로 치료를 한다. 위산이 없으면 식도가 타거나 염증을 일으킬 이유가 없다. 약만 먹으면 통증은 사라진다. 그런데 답답함은 좀처럼 사라지지 않는다. 이미 식도 주변의 혈액순환이 나빠져 식도가 부어 있기 때문이다. 앞에서 여러 차례 주장한 이야기를 다시 한번 꺼내보자. 그럼 위산이 없어지자 식도의 통증이 사라졌다고 치자. 이제 위산이 없으니 소화는 누가 시켜주어야 하나? 위산을 없애기 위해 위장과 식도 주변의 혈액순환이 차단되었는데, 어떻게 위장과 식도가 정상으로 돌아갈 수 있을까? 그렇다. 제산제와 위산억제제를 통한 역류성식도염의 치료는 다시 한번 생각해 볼 문제이다.

역류성식도염이 위산에 의해서 발생하는 것은 맞다. 그러나 여기서 생각해야 할 것은 '위산을 어떻게 없앨까'가 아니라 '왜 위산이 십이지장으로 내려가지 않고 역류하는가'를 생각해야 한다. 위장의 운동이 정상적이고 충분한 위산이 분비되고 있다면 위산이 역류할 이유가 없기 때문이다. 생각해 볼 만한 근본 원인 몇 가지를 들어보겠다. 자율신경의 실조에 의해 위장의 정상 기능이 방해받고 있을 수도 있다. 교감신경의 항진에 의해 과립구라는 백혈구가 증가하면 위염과 더불어 식도염도 증가한다. 또 간 기능의 이상에 의해 문맥순환에 이상이 발생해도 위장의 이상 기능이 나타날 수 있다. 장기적인 제산제의 복용으로 위장의 혈액순환이 나빠져 있는 경우도 이에 해당된다. 그래서 필자는 위산은 그대로 둔 채 위산이 역류할 수밖에 없는 근본 원인을 찾아야 한다고 본다. 치료는 그 원인을 제거해 주면 되는 것이다. 죄 없는 위산은 그대로 두고 말이다.

후두염은 조금 치료가 다르게 전개된다. 호흡기에 속하는 기관과 후두가 관련되어 있기 때문이다. 이때 기관지의 치료와 함께 역류성식도염의 치료를 병행해야 한다.

담배도 역류성식도염의 주요한 원인으로 작용한다. 담배 연기가 계속 기도와 식도를 자극하고 염증을 일으킨다. 연기에 의한 자극은 역류성식도염과 후두염을 함께 발생시키는 가장 큰 원인이다. 담배 연기 속에는 우리가 알고 있는 모든 발암물질이 다 들어 있다는 사실을 상기하도록 하자.

스트레스는 식도와 기도의 점막을 건조하게 하는 작용이 있다. 스트레스는 교감신경을 항진시키고, 교감신경의 항진은 염증반응을 증가시키고 점막을 말린다. 위장과 식도는 점막으로 덮여 있다. 점막이 마르면 음식이 지나가기 어렵게 되고 상처가 쉽게 난다. 기관지도 점막으로 덮여 있다는 것을 상기하자. 식도가 마르면 기관지의 점막도 말라버리고 가래가 생기고 염증이 생긴다.

기침을 동반한 식도염은 분명 기관지나 폐 쪽의 이상을 가지고 있다. 그래서 일반적인 역류성식도염의 치료가 잘 듣지 않는다. 이때는 기관지와 폐의 이상을 함께 돌보아주어야 한다. 위장 점막뿐만 아니라 기관지의 점액분비를 늘려주고 폐순환을 늘려주는 치료를 병행해야만 하는 것이다.

바렛식도란 질병이 있다. 반복된 식도의 손상으로 식도에 장상피가 자라는 것이다. 쉽게 말하면 식도가 반복적으로 손상되다보니 그 자리에 식도의 세포가 아닌 장의 상피세포가 자란 것이다. 부드럽게 음식을 넘겨야 할 식도가 딱딱하게 굳어지는 것과 같다. 그래서 더욱 답답하고 음식을 넘기기가 힘들어진다. 또한 위장의 장상피화생처럼 식도암이 발생할 확률도 높아진다.

역류성식도염의 치료를 위해서 가장 필요한 것은 점막기능의 정상화이다. 점막은 항상 촉촉하게 젖어 있어야 한다. 그래서 점막을 말리는 음식과 자극을 피해야 한다. 반면 점막을 부드럽게 해주는 꿀물의 복용은 많은 도움이 된다. 나아가 교감신경의 흥분을 억제하고 부교감신경을 강화하는 자율신경의 조절도 필요하다.

피로한 위장의 방어막 세우기

- 위장병의 올바른 치료 (1)

 위장은 우리가 입으로 먹은 음식을 잠시 저장하면서 잘게 부수고, 소화 흡수되기 쉽게 녹이고, 음식과 함께 들어온 세균과 오염물질을 살균 소독하는 역할을 한다.

위장은 평활근이라고 하는 근육 덩어리이다. 근육이 위장을 싸고 있는 이유는 위장이 힘을 써야 하는 장기이기 때문이다. 강력한 힘으로 갈비며 떡이며 과일을 잘게 부수어야 하기 때문이다. 근육이 힘을 쓰려면 혈액이 잘 돌아야 한다. 위장도 혈액순환이 중요하다. 무거운 역기를 들 때 팔뚝에 핏줄이 시퍼렇게 서는 것을 여러분은 보았을 것이다. 이처럼 위장도 혈관이 잘 발달해 있어서 혈액순환이 중요하다.

'소화불량'이란 위장의 운동기능장애를 말한다. 위장 근육의 힘이 떨어져 음식을 부수지 못하기 때문에 가슴이 답답하고 음식물이 내려가지 않고 위에 걸려 있는 느낌이 들게 한다. 이때 가장 먼저 해야 할 일은 위장의 힘을 길러주는 것이다. 그러기 위해서는 위장으로 가는 혈액순환을 개선해야 한다.

위장이 음식을 부수고 살균하는 데 필요한 것이 위산이다. 위산은 위벽의 벽세포라는 곳에서 만들어진 후 위장 안으로 흘러들어 위장 근육의 움직임에 의해 음식과 섞이게 된다. 위산은 아주 강한 산으로 우리가 먹은 모든 음식물을 녹여 낸다. 한마디로 위장은 용광로이다. 이렇게 강력한 산이 음식만 녹이고 우리 몸인 위벽은 녹이지 않는 이유는 위벽에 점액이 다량 분비되고 있어서 위산으로부터 위벽을 보호하고 있기 때문이다.

위벽에 상처가 나면 위염·위궤양·소화불량·속 쓰림 등이 발생한다. 이러한 것들을 일으키는 요인을 '공격인자'라고 한다. 공격인자는 음식으로 인한 마찰, 음식에 섞여 들어온 독소, 세균 그리고 위산, 펩신 등이다. 또 이러한 공격인자로부터 위벽을 방어하는 점액을 '방어인자'라고 한다. 공격인자가 너무 강하면 위장병이 발생한다. 반대로 방어인자가 약해도 위장병이 발생한다.

우리가 흔히 말하는 '위산과다'라는 것은 공격인자인 '위산'이 너무 많다는 것을 말한다. 반대로 방어인자인 '점액'이 적다는 것도 알 수 있다. 공격인자인 위산을 제거하는 것을 '제산'이라고 한다. 그래서 여러 가지 제산제를 사용하고 심지어는 위산의 생산을 아예 막아버리는 약도 있다. 그러면 위산이 나오지 않기 때문에 위가 쓰리지 않게 된다.

앞서 든 예를 다시 들어보자. 전쟁터에서 팔에 총상을 입은 병사가 있다. 제때 치료를 받지 못하여 총상을 입은 팔이 썩어 들어가고 있다. 이로 인해 엄청난 고통으로 인해 몸부림치자 그 병사에게 임시로 진통제를 투여한다. 그러자 그 병사는 통증을 잊고 깊은 잠에 빠져든다. 그럼 통증이 사라졌다고 해서 그 병사의 썩어가던 팔이 나은 것일까? 아니다. 팔이 썩어가는 것과 통증이 사라진 것은 별개의 문제이다. 위장병의 속 쓰림과 통증도 이와 같다. 속 쓰림이나 통증을 없앤다고 해서, 즉 위산을 없앤다고 해서 위장병이 낫는 것은 아니다. 단지 증상만 없어질 뿐이다. 손바닥으로 눈을 가린다고 하늘이 없어지지 않는 것과 같은 이치이다.

해답은 '방어인자'이다. 공격인자인 위산을 줄이는 방법도 좋다. 하지만 속 쓰림이라는 증상만 없어지고 위장의 기능은 더욱 나빠지는 결과를 초래할 뿐이라고 앞서 말했다. 그래서 한의학에서는 방어인자를 살리는 방법을 사용한다. 방어인자인 '점액'의 생산량을 늘어나게 함으로써 위산으로부터 위벽을 보호함과 동시에 위산이 충분히 생산되게 하고, 위산의 고유 기능인 죽 만들기와 살균작용을 손상시키지 않는 것이다. 위장의 점액 생산을 늘리기 위해서는 위장으로 가는 혈액의 양을 늘려야 한다. 위장의 혈액순환을 늘려야만 고장난 세포를 수리하고 새로운 세포의 재생을 유도할 수 있다. 이때 소식과 함께 음식물을 골라 먹는 지혜도 필요하다. 위장이 쉴 수 있어야 재생이 가능하기 때문이다.

급성위염이나 세균성감염으로 인한 위장병을 제외한 만성적인 위염이나 속 쓰림, 소화불량을 포함한 모든 위장 질환을 치료하는 첫 번째 방법은 위장으로 가는 혈액의 순환량을 늘려야 한다. 이것이 위장병의 한의학적 치료방법이다.

신경성으로 인한 위염은 자율신경계의 이상으로 발생한다. 스트레스나 기타 원인으로 인해 자율신경 중의 교감신경이 흥분하게 되면 우리 몸의 혈액은 심장과 머리, 얼굴 상지로 몰려가게 된다. 그래서 얼굴이 화끈거리거나 두통이 생기고 심장은 두근거리고 눈이 따갑고 충혈 되며 입이 마르고 어깨가 굳어진다. 나아가 손에서 땀이 나거나 가슴 위쪽인 머리에서도 땀이 난다.

반대로 혈액이 모두 심장과 머리 상지로 몰려가고 나면 뱃속의 혈액양은 줄어들게 된다. 이런 이유로 위장을 움직일 혈액의 양이 부족해지고, 위장의 기능이 떨어져 위장병이 발생하게 되는 것이다. 여기서 혈액순환의 장애는 위염이라는 결과를 초래하고, 그 원인이 기질성이든 기능성이든 같다는 것을 알 수 있다. 따라서 위장으로의 혈액순환을 되살리는 것이 위장 질환 치료의 최우선임을 기억하자.

몸이 허한 사람은 고기 먹어 원기 보충해야 한다?

- 위장병의 올바른 치료 (2)

 위장병을 치료하기 위해 이 병원 저 병원을 유랑하는 환자들의 행렬이 지금도 끊이지 않고 있다. 어느 누구도 제대로 치료를 해 주지 못하고 있기 때문이다. 다시 말하면 그 이유는 단 하나, 원인을 정확히 알지 못하고 잘못된 진단을 내리기 때문이다.

'위산'은 위장병의 원인이 아니다. 물론 급성기의 위염에는 위산이 증상을 악화시키는 주요인으로 작용한다. 위산뿐만 아니라 스트레스나 과식, 상한 음식, 음주 혹은 약물 등의 강력한 외부 요인이 함께 할 수도 있다. 그래서 급성위염이 발생했을 때는 제산제가 제 몫을 한다. 위산을 재빨리 제거해 줌으로써 위장의 회복을 도울 수 있고 회복을 위한 시간을 벌어줄 수 있기 때문이다.

그러나 이러한 급성기에는 의사가 아니라 일반인이라도 자극적인 음식을 먹어 위산의 분비를 촉진시키는 일은 하지 않는다. 그리고 이러한 급성기는 짧고 빠르게 지나간다. 대개 일주일 이내에 치료가 되거나 만성기로 넘어간다. 대부분의 위장병 환자가 만성기에 있다는 것을 알아야 한다. 그래서 비록 속이 쓰리고 아프다고 하더라도 '위산'을 제거해서는 안 된다. '위산'을 제거하는 모든 행위가 위장의 기능을 저하시키기 때문이다. 위산은 그대로 둔 채 위장의 방어기능을 살려야 한다. 점막에서 점액이 충분히 나오게 도와주고 위장평활근의 힘을 살리기 위해 위장의 혈액순환을 도와주어야 한다.

위장 치료를 위한 음식과 생활수칙도 이에 준해야 한다. 각종 제산제, 항히스타민제, 위산억제제의 복용을 재고해야 한다. 또한 위장병을 고치기 위해 흔히 느릅나무 껍질·민들레 등을 먹는 경우도 있다. 이 두 가지는 양약의 소염제나 제산제에 해당하는 것으로 장기간 복용 시에는 위장의 기능을 떨어뜨릴 수 있다.

하지만 위장의 혈액순환을 살려줄 수 있는 것은 모두 좋다. 운동은 전신의 혈액순환을 도와주고, 체액의 흐름을 빠르게 해 줌으로써 위장의 정체를 풀어준다. 따뜻한 목욕, 즉 온천욕은 온몸의 혈액을 중탕하여 전신의 혈액 흐름을 도와준다. 운동과 목욕은 또 교감신경의 항진으로 긴장된 온몸의 긴장을 풀어주는 효과도 있다.

야채와 과일의 섭취 모두 좋다. 섬유질은 위벽을 자극하여 음식물의 배출 속도를 증가시킨다. 예를 들어 사과 한 개를 먹으면 거의 30분 이내에 모두 소장으로 내려가 버린다. 또한 섬유질은 위산을 흡착하여 음식물의 소화작용은 유지하면서 위벽에 대한 자극을 줄여주는 역할을 한다. 반면 단백질은 소화가 되기 위해 많은 양의 위산을 필요로 하므로 위장의 부담을 더욱 가중시킨다. 단백질은 펩신이란 효소에 의해 일차적으로 분해가 된다. 그런데 이 펩신은 위산이 충분히 공급되어야만 활성을 띤다. 그래서 위장 내에서 단백질을 분해하기 위해서는 많은 양의 위산이 필요한 것이다. 더구나 단백질은 과일이나 야채처럼 빨리 소화되어 소장으로 내려가지도 않는다. 적어도 4시간에서 심지어는 한나절을 넘게 내려가지 않고 위장 내에 머물러 위장의 부담을 증가시킨다.

많은 위장병 환자들이 잘 먹지 못하기 때문에 영양에 대한 우려와 걱정을 한다. 그래서 기운을 북돋우기 위해 '고기'를 먹어야 한다고 생각한다. 하지만 육식을 하지 않는다고 해서 기운이 없는 것이 아님을 알아야 한다. 소는 풀만 먹지만 온몸이 단백질 덩어리이고 힘이 세다. 코끼리도 전혀 육식을 하지 않지만 힘이 장사다. 뼈도 동물 중에서 가장 크다. 이는 단백질을 꼭 붉은 고기를 통해서만 얻는 것이 아님을 보여준다. 과일과 야채에 들어 있는 정도의 단백질만으로도 충분하다. 꼭 단백질이 필요하다면 콩류와 같은 식물성 단백질을 섭취하면 된다. 육식을 통해 얻는 단백질은 위장이 쉴 수 있는 시간을 빼앗아 가기 때문이다.

소는 풀만 먹는 동물이다. 그래서 소의 반추위는 특별하다. 소는 반추위를 통해 태양에너지를 먹고 자란 풀을 다시 단백질로 바꾼다. 풀만 먹는 소의 반추위는 거의 중성에 가깝다. 그런데 사람의 탐욕이 개입하면서 문제가 발생한다. 소를 더 빨리 자라게 하기 위해 소에게 동물 사료와 옥수수 혹은 콩 사료를 먹이는 것이 그것인데, 그러면 소의 반추위는 단백질을 분해하기 위해 위산을 분비하기 시작한다. 그 결과 소는 위염과 각종 질병에 시달리게 되고, 제산제와 항생제를 투여 받게 되는 것이다. 사람의 위는 소의 반추위와 같지 않다. 하지만 풀과 단백질이 위장에 미치는 영향은 같다. 그래서 위장병 치료에 과일과 야채의 섭취가 중요하고 단백질 섭취의 제한이 중요한 것이다.

흔히 과일의 경우 사과나 오렌지를 피하라는 권고를 많이 한다. 그러나 필자의 경험에 의하면 사과나 오렌지를 군이 피할 필요는 없다. 적당량의 섭취는 오히려 식이섬유와 영양분의 공급으로 더 유리하게 작용한다. 다만 주스류는 피하는 것이 좋다. 시중에서 판매하고 있는 인스턴트 과일 주스류를 마시면 정확한 이유는 알 수 없으나 위산을 과다 분비시켜 속 쓰림과 염증을 증가시키고 위산의 역류를 악화시킨다. 아마 섬유질의 부족과 각종 첨가제^{방부제 · 색소 · 화학당} 때문인 것 같다. 하지만 과일을 생으로 먹게 되면 다량의 섬유와 함께 다른 영양소들이 섭취되어 사과와 오렌지의 신맛이 야기하는 위산의 과다분비 문제를 해소시켜 준다.

과자나 라면 같은 인스턴트 식품도 좋지 못하다. 특히 과자는 답답함과 함께 속 쓰림의 원인이 될 수도 있으며, 위염을 증가시킨다. 또 과자는 복부팽만감을 증가시키고 가스의 양도 증가시킨다. 얼큰한 찌개류의 섭취도 삼가야 한다. 감자탕 · 매운탕 · 부대찌개 등은 맵고 짠 음식의 대표격이다.

커피와 술이 소화성 궤양을 일으키는 것은 널리 알려진 사실이다. 커피와 술은 직접 위장벽을 손상시켜 염증을 일으키고 궤양을 일으키고 출혈을 일으킨다. 특히 교감신경계를 자극하여 부교감신경의 약화를 초래하고, 심장에도 나쁜 영향을 미치므로 위장병 환자는 절대 금해야 한다.

우리 나라 사람들은 유난히 맵고 짠 음식을 좋아한다. 이 맛이란 것은 혀에서 자각하는 일종의 감각이다. 모든 감각이 그렇듯이 자꾸만 겪다보면 그 역치가 상승한다. 처음에는 아주 맵게 인식되던 음식이 먹으면 먹을수록 덜 맵게 인식된다. 짠맛도 마찬가지이다. 그래서 나이 들수록 점점 음식에 소금을 더 넣게 되는 것이다. 이는 혀의 기능이 약해져 감각이 무뎌지기 때문이다. 나이가 들면서 눈이 흐려지고 침침해지는 것은 누구나 알고 있다. 하지만 혀의 감각도 이처럼 시간에 의해 무뎌진다는 사실은 잘 모르는 것 같다. 그렇기 때문에 음식을 생각보다 조금 싱겁게 먹는 것이 좋은 이유가 된다.

물은 조금씩 자주 마시는 것이 아주 좋다. 위염이 있을 때 혹은 역류성식도염이 있을 때 물을 아주 제한하는 경우가 많다. 하지만 물을 먹지 않으면 위산은 더욱 진해진다. 위산은 벽세포에서 수소 이온과 염소이온의 형태로 분비되고 물에 녹아 염산이 된다. 그래서 물이 충분하지 않으면 위산이 강해지는 것은 당연한 일이다. 위산이 너무 강하면 위장벽을 더욱 자극하게 된다. 물은 가장 좋은 진정제이며 제산제이며 치료제이다. 속이 쓰릴 때, 배가 아플 때, 가스가 찰 때, 답답할 때 무엇보다 먼저 물 한 잔을 마시고 다음 일을 생각하는 습관을 들이자.

위장병 치료의 마지막 열쇠는 긍정적인 생각, 기쁜 마음, 행복한 생활이다. 우울한 기분, 부정적인 생각은 부교감신경계를 차단한다. 가슴이 오그라들고 복강은 좁아진다. 마음이 기쁘고 행복하면 저절로 가슴은 펴지고 웃음이 나오고, 행복호르몬이 분비된다. 행복호르몬은 통증을 없애고, 세포를 재생하고, 혈액을 정화한다.

뱃속이 편해지고 싶은가? 그럼 지금 당장 긍정적인 생각을 하자. 그리고 기쁜 마음으로 행복하게 생활하자.

예민한 대장이 만든 불협화음

- 과민성대장증후군 -

과민성대장증후군은 대장 내에 염증이나 종양과 같은 물리
적인 이상 없이 기능에만 이상이 있는 경우를 말한다. 주로
설사와 변비가 가장 많다. 간혹 설사와 변비가 교대로 나타
나는 경우도 있고, 배에서 소리가 많이 나거나, 가스가 많이 차는 경우
도 있다. 소리가 많이 나는 것을 장명^{腸鳴 : 장의 울림}이라 하고, 너무 많은
방귀가 나오는 것을 과다방귀라고 한다. 이때 가스가 많이 차면 복부팽
만을 유발한다.

과민성대장증후군은 대장의 기능이 약해지거나 예민해졌을 때 많
이 발생한다. 대장의 조절 능력이 약해지면 정상적인 음식물 수송과
저장 기능이 약해져서 여러 가지 증상들을 발생시키기 때문이다. 대장
기능의 약화는 장간의 혈류 순환 문제, 장 점막세포의 노화 정도, 스트

레스, 장기간의 잘못된 음식 습관^{맵고 짠 음식, 술·커피 등의 과다복용}, 장기간의
약물복용, 생활환경 등이 복합적으로 작용해서 만들어 낸 결과물이다.
이러한 기능의 약화는 장을 예민^{과민}하게 하는 원인으로 작용한다. 그래
서 장의 기능이 약해지는 반면 장의 신경은 예민해져서 과민성대장증
후군이란 질병이 발생하는 것이다.

장의 기능 약화는 한의학의 '허증' '한증'의 범주에 속한다. 하지만
증상은 신경의 과민증상으로 나타나는 경우가 더 많다. 그래서 이것은
서양의학에서 주로 진경제를 사용하게 되는 단서가 된다. 하지만 과다
한 진경제의 사용은 다시 장을 약화시키는 결과를 초래하기도 하므로
조심해서 투여해야 한다.

과민성대장증후군에 대한 한의학적 접근법은 소화기계의 혈액순환
을 되살리는 방법을 우선으로 치료에 적용해야 한다. 장기간의 혈액순
환의 장애로 말미암아 장의 기능이 약화되어 있기 때문이다. 기능이
약해진 장의 상피세포는 영양분의 흡수, 장액 및 점액 분비를 제대로
할 수 없으므로 과민성대장증후군을 유발한다. 그렇기 때문에 우선적
으로 장의 혈액순환을 살려야 하는데, 그래야만 장상피의 재생이 촉진
될 수 있다. 건강한 세포가 정상적인 장 기능을 발휘할 수 있는 것이다.

올바른 치료법을 사용한다면 장의 건강을 찾는 일은 결코 어려운
일이 아니다. 장의 기능은 스트레스와 밀접한 관련을 가지고 있다.
그래서 자율신경의 이상이 장의 건강에 많은 영향을 미치는 것이다.
스트레스는 교감신경계를 과항진시키고 과항진된 교감신경계는 예민
해져서 장의 운동을 과민하게 하거나 억제하는 불규칙적인 운동을

만들어 낸다. 장은 제2의 뇌라고도 불린다. 뇌에서 분비되는 도파민 dopamine이나 세로토닌serotonin 같은 쾌락호르몬과 행복호르몬이 장에서도 분비되기 때문이다.

　기분이 좋고 행복할 때 뇌와 장에서는 똑같은 호르몬이 분비된다. 그래서 기분이 좋고 행복하면 장이 편안해지는 것이다. 반대로 스트레스 상황, 긴장된 상황, 기분이 나쁘고 불안한 상황이 지속되면 스트레스호르몬이 증가한다. 물론 뇌에서도 증가하고 장에서도 증가한다. 이런 이유로 과민성대장증후군은 두통·불면 등의 증상도 함께 나타나고, 또는 복통·가스·설사·변비·위염·장염 등의 소화기 증상도 함께 나타나는 것이다. 자율신경의 조절이 장 자체의 치료보다 더 중요한 역할을 하는 것이 바로 이 때문이다.

장염이 드리우는 차가운 그림자, 설사

소화기관의 주작용은 위에서 아래로의 운동이다. 즉 상에서 하로의 운동, 모든 음식은 소화와 연동 과정을 거치면서 입에서 항문까지 일방 통행의 과정을 거친다. 이것이 역행되는 것은 모두 질병에 속한다. 구토·탄산쓴물 올라오는 것·트림 등이 이에 속한다. 심지어는 담즙이 역류하여 초록색물이 올라오기도 한다. 역류성식도염이 이 경우에 속한다.

그런데 아래로의 운동이 더 심해져서 질병이 되는 경우도 있다. 소화기관의 가장 흔한 질병 중의 하나인 설사가 바로 그것이다. 사실 소화기관에 탈이 났을 때 소화기관은 자신을 보호하기 위해 내용물을 배출하려는 경향을 보인다. 속을 비워서 부하를 줄이려는 치유과정의 일종인 것이다. 그래서 위장 내의 잘못된 음식물은 구토를 통해 위로^{입 쪽으로}

배출하고, 소장 이하의 음식물은 설사를 통해 아래로 배출시키는 것이다.

설사의 원인은 크게 두 가지로 분류할 수 있다. 한증과 열증이 그것인데, 식중독·콜레라·장티푸스 등과 같이 미생물 감염으로 인한 급성질환이 열증에 속한다. 열증으로 인한 설사는 그 증상이 급박하다. 심한 설사와 고열·복통·탈수 등의 증상이 동반된다. 대개 열증으로 인한 설사는 그 원인이 명확하고 급성염증^{장염}을 동반한다. 그 증상이 급격한 만큼 질병의 기간도 짧다.

급성염증처럼 급박한 증상이 없고 원인이 명확하지 않으면서 수개월 이상 설사나 묽은 변이 지속되는 것은 '한증'에 속한다. 말하자면 장의 기능이 약해진 것이다. 대개 대장의 기능 저하가 원인이 되는데, 만성적인 장염을 동반하기도 한다.

일반적으로 대장은 소화와 흡수를 마친 음식물이 대장으로 넘어오면 마지막으로 수분을 흡수하여 변의 모양을 만들고 체내 수분의 양을 조절하는 작용을 함께 하게 된다. 그런데 설사가 발생한다는 것은 이러한 대장에서의 수분 흡수에 이상이 생긴 것을 의미한다. 수분 흡수의 이상과 더불어 장액의 분비가 늘어나기도 한다. 그래서 묽은 변 혹은 수양변^{물 같은 변}, 설사가 유발되는 것이다. '한증' 설사의 특징적 증상은 배가 살살 아프거나 늘 배가 차다. 이는 달리 '나는 늘 아랫배가 싸늘하다'고 표현하기도 한다.

이렇게 만성장염, 즉 허증의 상태가 되면 장내의 혈액 흐름이 느려졌다는 것을 의미한다. 복강 내의 혈액 흐름을 개략적으로 살펴보면 상·

하장간막동맥에서 나온 동맥혈이 위장, 소장, 대장을 거쳐 하나로 모여 간문맥을 형성한다. 간문맥을 통해 복강을 지난 모든 혈액이 간으로 들어가는데, 이 혈액 속에는 소화관을 통해 흡수된 영양분과 노폐물이 함께 들어 있다. 그래서 간은 이 혈액을 다시 분해, 살균, 합성, 저장하는 과정을 거치게 되는 것이다. 간혹 간 질환^{간염 · 간경화 · 지방간}이 있는 환자의 경우 소화기관의 기능 저하가 나타나는 이유도 이 때문이다. 간 질환이 있으면 문맥으로의 혈액 흐름이 나빠지게 되고, 복강 내의 혈액 흐름 속도가 느려진다. 그렇기때문에 산소가 부족해지고 혈액이 정체되면 복강 내 세포들의 기능이 약해지는 것이다. 또한 간에서 질병이 발생하면 담즙의 분비에도 문제가 발생하므로 소화 기능도 약해지는데, 특히 육식을 하게 되면 소화가 되지 않고 체하거나 답답하거나 설사를 유발하기도 한다.

정리를 하면, 만성적인 설사는 대개 '한증'의 설사이다. 한마디로 장의 기능이 약해져서 발생하는 질병인 것이다. 장의 수분흡수 기능에 문제가 발생한 것이다. 장의 기능이 약해지는 원인으로 가장 많은 것이 '음주'와 '스트레스'이다. 불규칙한 식사, 서구화된 음식 습관 등도 이에 속한다. 그래서 허증의 치료는 우선 장간의 혈액순환을 개선해야 한다. 장의 혈관을 튼튼히 하고 혈액순환량을 늘려 수분 흡수를 촉진해야 한다. 급성장염은 열증의 범주에 속하므로 청열 소염하는 치료법이 적당하다.

장은 사람이 살아가는 에너지를 받아들이는 첫 번째 관문이다. 장이 부실하여 에너지의 원천을 제대로 받아들이지 못하면 인체를 유지하는 에너지가 부족해지게 되고, 에너지가 부족하면 인체의 활동은 물론이고 보수 유지에도 문제가 발생한다. 장은 또 인체 면역력의 근간이므로 면역력에도 영향을 미친다. 그만큼 장의 건강은 전신의 건강을 조절하는 척도가 된다고 할 수 있다.

현대인의 공공의 적, 변비

변비만큼 사람을 괴롭히는 질병이 또 있을까? 먹은 것을 배설하지 못하는 고통은 당해 보지 않은 경우 모른다. 사람은 살아 있는 생물이다. 생물은 기본적으로 에너지를 발생시키기 위해 음식을 섭취해야 한다. 또한 에너지대사가 끝난 노폐물을 처리해야 한다. 그런데 이 노폐물 처리 과정에 이상이 발생하면 심각한 괴로움에 처하게 된다. 그 중 하나가 변비이다.

변비는 남성보다는 여성들에게 더 많다. 장의 운동이 뇌의 복잡한 기능과 연관이 된 것일까? 사실 장을 움직이는 부교감신경은 제 10번 뇌신경인 미주신경이다. 그래서 뇌의 조절을 직접 받는다고 할 수 있다. 정신적 스트레스를 훨씬 많이 받고 섬세하고 복잡하게 생각하는 여성에게 변비가 많은 것은 어쩌면 당연할는지도 모른다. 시댁에 가서 화장실을 못 가는 며느리는 있어도 처가에 가서 화장실을 못 가는 사위는 없는 것이 이를 대변한다.

변비의 가장 흔한 기능적인 요인으로는 배변 욕구를 참는 것이다. 주로 여성들의 경우 사회생활을 하다보면 가야 할 때를 놓치는 경우가 많고, 이렇게 자주 참다보면 직장의 압력 수용체의 기능이 무뎌져 점차 배변 욕구가 줄어들고 연동운동이 약해지게 된다. 어린아이들은 변비에 잘 걸리지 않는다. 하지만 어린 시절의 배변 훈련 과정에서 배설에 대한 억제가 심하게 작용하는 경우 점차적으로 시간이 지나면서 배설 반사작용이 약해지고 결장도 무기력해지는 경우가 있다. 그래서 어려서의 배변 훈련이 노년기의 변비 발생을 방지하는 기초가 되는 것이다. 변비가 며칠 간 지속된 후에 많은 배설물이 에스자결장에 쌓이게 되면 결장에서는 많은 양의 장 분비물이 나오는 경우가 있다. 그러면 분비물이 다량 흘러나옴에 따라 대변은 갑자기 묽어지고 설사가 유발되는데, 변비와 설사가 반복되는 과정에서 과민성대장증후군이 형성된다.

스트레스는 교감신경을 자극하여 '두면 상지부'의 혈액순환량을 늘린다. 그 결과 두통·불면·안구건조·비염·입마름·귀울림[이명]·안면홍조·어깨 결림 등의 증상을 일으킨다. 그리고 내장순환을 방해하여 위염이나 장염·과민성대장·생리통·전립선염·설사·변비 등도 일으킨다.

보통 교감신경이 자극되면 인체의 대사량이 늘어나고, 대사량이 늘어나면 열이 발생하고, 열이 발생하면 물의 소모가 많아진다. 때문에 여분의 수분이 늘 필요한 상태가 된다. 그러면 여분의 물을 어디에서 가져올까? 바로 대장의 수분 흡수량을 늘리는 것이 우리의 몸이다. 그래서 변은 더욱 굳어지고 딱딱해진다.

현재 한국 사람이 앓고 있는 암 중 가장 빠르게 증가하고 있는 것이 '대장암'이고 이 '대장암'을 일으키는 주요 원인 중 하나가 '변비'이다 보니 현대인에게 있어서 변비 치료는 쉽게 넘어갈 수 없는 일이 되었다. 하지만 변비 치료에 있어서 단기간의 치료에 집중하다보니 지나치게 많은 '자극성 하제^{차전자피나 센나}'를 사용하게 되는데, 이는 곧 장의 힘을 떨어뜨려 장무력증을 유발하고 나아가 관장을 하지 않으면 변을 볼 수 없는 상황까지 초래한다. 또한 반복적인 관장요법은 하제의 자극보다 더한 충격을 장에 주는데, 이는 장이 무력해지는 원인이 된다. 그래서 관장요법은 항상 최후의 수단으로 사용하기 바란다.

변비와 설사는 쉽게 말해 수분을 흡수하고 점액을 배출하는 장 점막의 반대작용에 의해 발생한다. 어떤 원인에 의해^{감염이나 염증 혹은 궤양} 장 점막에서 수분 흡수를 못하고 점액 배출이 늘어나면 대변의 수분량이 증가하고 배변 횟수도 증가되어 '설사'가 발생한다. 반대로 장 점막의 수분흡수가 지나치게 증가하게 되면 대변 속의 수분은 말라 버리고 장의 운동은 억제되어 '변비'가 발생한다.

변비 치료의 첫 번째 관문은 이렇게 장 점막의 과다한 수분 흡수를 억제하고, 나아가 '점액의 분비'를 늘리는 것이다. 그런데 점액의 분비를 늘리기 위해서는 장을 통과하는 혈액의 흐름을 늘려서 대장으로의 혈액순환장애를 개선해 주어야 한다. 그런데 기존의 변비 치료는 대장을 쥐어짜거나 강제로 점액 배출을 늘리는 약물을 사용하여 통변을

시키기는 하나, 점액의 생산을 도와주는 영양 물질인 혈액의 흐름이 개선되지 않은 상태에서의 통변이라 장 점막의 손상을 일으키고 대장 평활근의 무력을 초래하는 폐단이 있었다. 그래서 가장 좋은 변비 치료는 대장으로 충분한 혈액을 공급해 주는 것이다. 이때 이 혈액은 대장 점막과 평활근에 충분한 영양 물질을 공급하여 대장연동운동의 힘을 늘리고, 대장 점막에서 점액의 생산을 늘리고, 수분의 흡수를 줄여 대변을 부드럽게 만들어준다.

변비 치료에 있어서 가장 중요한 두 가지는 영양소의 공급과 스트레스의 해소이다. 그리고 변비 치료 과정에서 가장 필요한 것은 식이섬유이다. 식이섬유는 장벽을 자극하여 장의 운동을 증가시킨다. 또 대변의 모양을 부풀려 진행을 쉽게 하고 굳기를 부드럽게 하여 배출이 잘 되도록 도와준다. 그래서 과일과 야채의 섭취가 중요한 것이다.

스트레스는 교감신경계의 과항진을 부르고 교감신경계가 과항진되면 두면 상지부로 혈액 공급량이 늘어나 수분의 소모가 많아진다. 이 부족한 수분이 모두 대장의 수분 재흡수를 통해 이루어지므로 변은 더욱 굳어지게 된다. 또한 교감신경계의 항진은 부교감신경계의 무력을 초래하므로 대장의 운동은 약해져 대장 속의 음식물 찌꺼기를 밖으로 밀어낼 힘을 잃어버리게 되고, 대장 점막은 말라붙어 대변의 진행을 어렵게 하는 것이다. 그래서 교감신경의 과항진을 억제하고 부교감신경을 강화하는 치료법이 필요한 것이다.

직장인과 수험생들의 숨겨진 고통

- 복부팽만과 방귀 -

방귀 대장이란 별명을 가진 친구가 늘 우리 주위에는 있었다. 남성들의 경우 시도 때도 없이 방귀를 방출하는 경우가 많아서 이런 별명을 가졌던 사람이 여성들보다 더 많았던 것 같다. 그럼 여성들은 방귀를 방출하지 않는 걸까? 정녕 사랑하는 나의 그녀에게서는 가스가 전혀 발생하지 않는단 말인가?

그럴 리가 없다. 사람에게서는 누구나 가스가 발생한다. 방귀를 처리하는 방법이 저마다 다를 뿐이다. 방귀의 배출 때문에 고통을 겪는 사람은 대부분 단체 생활을 하는 사람들이다. 여러 사람이 한 방에 오래도록 머무르는 환경에 있는 경우 자신의 방귀로 인해 피해를 주게 되고, 또 부끄러움을 느끼기 때문이다.

과다한 방귀 배출 때문에 한의원을 찾는 사람은 대개가 수험생인 경우가 많다. 반면 복부팽만은 방귀와는 달리 뱃속이 가스로 가득 차 있거나 배출되지 않아서 발생한다. 그래서 답답함이 주요 증상이 된다. 너무나 가스가 차 올라 심지어는 숨이 찰 지경에까지 이른다. 이렇게 가스가 배출되지 않고 차 있어 고통을 호소하는 경우는 대개 음주를 많이 하는 사람과 위장과 대장이 모두 무력해진 사람과 간 기능에 이상이 있는 사람 그리고 스트레스가 많은 사람이다.

방귀란 우리가 음식물을 먹고 소화시키는 과정에서 여러 가지 소화액을 통해 음식물을 녹이고 분해할 때 일어나는 화학작용에 의해 발생하는 가스를 말한다. 또는 우리가 음식을 먹으면서 함께 삼킨 공기가 대장까지 내려오면서 흡수되지 않고 정체되어 있는 공기를 말한다. 그리고 음식물을 분해할 때 많은 장내세균들이 작용을 하는데, 이 세균들이 음식물을 분해하면서 나오는 부산물이 가스이다. 요컨대 정상적인 소화 과정 중에 정상적으로 생산되는 것이 가스이다.

가스의 성분은 우리가 먹는 음식의 종류에 따라 달라지는 데 주로 수소와 이산화탄소가 주성분이 된다. 단백질을 분해할 때 나오는 암모니아는 두통이나 간성혼수의 원인이 되기도 한다. 또 질소산화물인 인돌과 스카톨 그리고 황화합물은 지독한 방귀 냄새의 원인이 되기도 한다. 그래서 육식을 하고 난 후 그리고 달걀을 먹은 후 혹은 콩 종류의 단백질을 먹고 난 후에는 더 유독한 가스가 방출되고 장내 자극도 심해진다.

성인의 경우 하루 보통 10리터 정도의 가스가 발생하는데, 거의 90퍼센트 정도가 장표면을 덮고 있는 혈관을 통해 흡수되고, 간에서 분해되거나 폐에서 호흡을 통해 빠져나가거나 혈액에 녹아 소변으로 빠져나 간다. 나머지 10퍼센트 이하만이 항문을 통해 방귀로 나오게 된다.

정상적인 상황에서 가스가 발생하는 것은 병이 아니다. 하지만 장기 능이 나빠지면서 가스를 흡수하지 못하게 되면 불편함이 나타나기 시작한다. 장에서 가스를 흡수하지 못하므로 배에 가스가 많이 차게 되고 복부팽만감이 생긴다. 또한 장의 운동이 좋지 못하면 가스를 배출 하기도 힘들어진다. 사람의 대장은 호흡을 한다. 대장을 싸고 있는 혈관이 대장 내의 수분과 영양분을 흡수하면서 가스도 흡수하는 것이 다. 혈관 내의 혈액이 맑으면 가스의 흡수율이 높아진다. 반대로 혈액 이 탁하면 가스의 흡수가 어려워진다. 그래서 담배를 피우거나 술을 마시면 가스 처리가 어려워지는 것이다. 또한 과식을 하게 되면 몸은 처리해야 할 음식물의 양도 늘어나고 당연히 부산물인 가스의 발생도 많아진다.

간에서는 담즙을 만들어 소장으로 흘려보내는데, 이것이 지방의 소 화를 돕는다. 그런데 이 담즙이 잘 나오지 못하는 경우가 있다. 지방간 또는 간염이 있거나 술을 많이 마시는 경우, 스트레스가 많은 경우, 양약을 많이 먹는 경우 등이 그것이다. 이렇게 되면 장내로 분비되는 담즙산의 양이 줄어들게 되고, 담즙산이 줄어들면 유해균에 대한 억제 력도 약해진다. 그 결과 유해균에 의한 가스의 발생이 증가한다. 소화 기능이 나쁘거나 장내에 유해균이 증가하면 냄새가 지독한 가스의 발생량이 증가하게 된다.

가스가 많이 차면 복부가 팽팽해지고 숨쉬기가 힘들다. 복부의 압력이 횡격막을 눌러 호흡에 장애를 주기 때문이다. 이것을 복부팽만이라고 한다. 복부팽만은 실제 가스가 많이 차서 발생하는 경우와 위장의 부종 때문에 나타나는 경우로 나눌 수 있다. 가스가 많이 차는 경우는 주로 전체 복부의 팽만감이 심해진다. 그리고 위장의 부종이 문제일 때는 명치 부위의 팽만감이 심해지고, 주로 식사 후의 답답함이 더 심해진다. 위장 점막에 염증이 생기거나 위장의 기능이 약해지면 위장이 부어오르고 운동성이 떨어지므로 식사 후에 더 답답함을 느낀다. 이때는 식사량을 줄이고 위장 치료를 겸해야 한다.

가스 때문에 생기는 불편함을 줄이기 위한 치료로는 두 가지가 있는데, 장내 혈액순환을 빠르게 해 주는 것이 최우선이다. 장내에서 혈액이 빠르게 흐르면 위장, 소장, 대장을 거친 혈액이 간으로 잘 들어가고 간으로 들어간 혈액은 심장으로 돌아간다. 이렇게 좋은 흐름을 갖는 혈액은 많은 양의 영양분과 가스를 흡수한다. 그러므로 장내에 가스의 정체가 일어나지 않게 된다. 또한 혈액이 따뜻하게 잘 흐르고 담즙산이 충분히 분비되면 유해균의 작용이 억제되므로 가스의 발생이 줄어들 뿐만 아니라 냄새나는 방귀의 발생도 줄인다.

다음으로 장의 운동을 빠르게 해 주어야 한다. 복부팽만이 있고 변비가 함께 있는 경우의 답답함이 더욱 심해지기 때문이다. 따라서 복부팽만 치료시 장운동을 빠르게 하고 배변 횟수를 늘려주는 것이 중요하다. 반면 설사의 증상이 함께 있는 경우에는 혈액순환을 늘리는 치료가 더 중요하다.

과민성대장증후군의 치료와 마찬가지로 과다한 방귀와 복부팽만의 치료에는 자율신경의 조절이 필요하다. 교감신경이 과흥분상태^{긴장과} ^{스트레스 상황}에 있을 때는 체내에 염증반응이 증가하고 분비샘들의 기능이 저하되므로 면역세포의 수가 줄어 유해균이 늘어난다. 그래서 장내 환경이 나빠지고 가스의 발생도 증가하게 된다. 반면 부교감신경이 우위에 있을 때는 소화관 전체의 분비샘들이 활발하게 작용하고 면역세포의 수도 증가하므로 유산균의 수가 증가하고 혈액순환도 좋아져서 가스의 발생이 줄어들게 된다.

복부팽만과 가스는 이렇게 장의 기능을 직접 치료하는 방법과 자율신경의 조절이 모두 함께 이루어져야만 소기의 목적을 달성할 수 있다.

그녀에게서 향기가 난다, 과연 가능할까?

사람의 체취는 유전적·환경적인 영향을 받는다. 한국사람, 미국사람, 인도사람, 유럽사람의 체취는 모두 다르다. 이는 유전적으로 몸의 분비물 성분이 다르기도 하거니와 먹는 음식에 의해 몸의 체취가 바뀌기 때문이다.

냄새는 각자가 만들어 내는 분비물의 성분에 의해 달라질 수 있다. 우리 몸에서 만들어 내는 분비물의 성분에 따라 체취가 변하고 호르몬의 배합도 변하기 때문이다. 사람이 만들어 내는 분비물은 그 사람이 무엇을 먹느냐에 따라 많은 영향을 받는다.

따라서 사람이 자신의 체취를 변화시키기 위해서 가장 먼저 해야 할 일은 음식 조절이다. 이를 위해서는 육류나 단백질, 유제품의 섭취를 제한하고 장에 무리가 가지 않는 범위 내에서 과일과 채소, 발효

식품을 섭취하는 것이 좋다.

두 번째는 혈액의 신선도를 유지한다. 장내에 발생한 가스는 혈액에 의해 흡수되고 수송된다. 또 우리가 먹은 음식물도 소화 흡수를 거치고 혈액을 통해 운반된다. 이렇게 운반된 혈액이 각 기관 조직에 공급되고 우리의 냄새를 결정한다. 그래서 내 몸의 체취를 신선하게 유지하려면 혈액을 맑고 깨끗하게 유지하는 것이 중요하다. 각종 향신료가 많은 음식을 섭취하면 그만큼 우리 몸에서도 향신료 냄새를 풍기게 된다. 요컨대 내가 원하는 향이 나는 음식을 골라먹는 지혜가 필요하다.

혈액을 깨끗하게 하는 또 하나의 방법은 운동이다. 한꺼번에 많은 운동을 하기보다는 주기적인 유산소운동을 하는 것이 더 좋다. 땀과 함께 찌꺼기가 몸에서 빠져나가고 신선한 물과 산소가 다시 몸속으로 들어오기 때문이다.

또한 간문맥순환을 살리는 것도 중요하다. 장내의 혈액은 모두 모여 간으로 빠져나간다. 이 문맥순환에 장애가 생기면 복강 내의 혈액 흐름이 느려지거나 정체하게 된다. 그러면 항문 주위에 울혈이 생기고 직장염이나 치질의 원인이 되고, 세균^{유해균}의 증식이 늘어나게 된다. 유해균의 증식은 완전한 소화를 방해하고 덜 소화된 음식물에서 불유쾌한 가스나 부산물들이 만들어져 나오게 된다. 또 간에서 분비되는 담즙산의 양이 적어질 경우에도 유해균의 수가 증가하거나 가스의 발생이 증가하게 된다. 이는 모두 혈액의 탁도를 높이고 체취의 변화를 초래한다.

참고로, 유선^{젖의 분비선}, 겨드랑이선, 항문주위선, 생식기선들은 모두 아포크린선으로 이루어져 있다. 분비물을 만드는 세포의 일부가 떨어져 나오면서 분비물을 분비하는 구조이다. 반면 땀샘은 세포조각이 떨어져 나오지 않는다. 다만 세포에서 만든 분비물을 세포 밖으로 흘려보내기만 한다. 그래서 땀은 체취가 적고 앞에서 말한 분비선^{아포크린선}들은 세포가 파괴된 조각들을 모두 가지고 있어 체취가 강하게 나타나는 것이다. 인체의 부위별로 나는 체취가 다르게 느껴지는 이유도 이 때문이다.

세 번째는 스트레스의 해소이다. 스트레스는 몸을 긴장시키고 염증반응을 증가시킨다. 또 아드레날린과 갑상선호르몬·부신피질호르몬의 분비를 촉진시키고 몸에서 열을 발생시켜 에너지 대사율을 높인다. 그렇기 때문에 많은 노폐물이 발생하고 혈액이 탁해지는 결과를 낳는 것이다. 또한 인체의 분비선들에서는 분비물의 양이 줄어들면서 분비물이 농축된다. 결과적으로 체취는 강해진다. 피곤할 때 체취가 증가하는 것이 이 때문이다. 그래서 긴장의 해소가 중요하다. 긴장의 해소는 교감신경계의 과흥분을 이완시키고 체취를 부드럽게 한다.

네 번째는 치료 도구로서의 '마음'이다. 사람의 몸과 마음은 연결되어 있다. 몸의 질환이 마음을 병들게 하고 마음의 병이 몸으로 나타난다. 과거 병의 원인이 무엇이었든지 간에 현재 내 몸을 '치료하기 위한 수단'으로 '마음'을 사용할 수 있다. 사람의 뇌는 상상과 실제를 구분하지 못한다. 내가 마음으로 뭔가를 결정하고 계획하고 실행하면 내 몸은 그에 따라 움직이고 조절된다.

아이를 키우는 엄마는 자기 아이의 똥을 치우면서 냄새난다고 아이를 싫어하지 않는다. 실제로 아이의 똥이 어른의 똥보다 향기로운 것도 아니다. 하지만 이때 엄마의 마음속에는 사랑이라는 화학분자가 하나 더 붙어 있기 때문에 그 냄새를 마다하지 않고 오히려 향기롭게 느낀다. 코는 굉장히 민감한 감각기관이다. 코의 후각신경은 뇌신경이다. 뇌에서 직접 분지한 신경이 코에 붙어 있고 뇌에서도 아주 가깝다. 그래서 몇 개의 냄새분자만으로도 냄새를 맡을 수 있고 구별할 수 있다. 또한 냄새는 인간이 가장 빨리 적응하는 감각이다. 심한 냄새가 나는 화장실에 앉아 있던 기억을 해 보자. 처음에는 정말 기절할 것만 같지만 어느새 냄새가 약해지고 신문이라도 볼라 치면 냄새가 나는 것을 잊게 된다. 아무리 심한 냄새에도 금방 적응하는 것이 인간의 후각이다. 마음이 다른 데로 가기만 하면 우리의 뇌는 더 이상 그 냄새를 인식하지 않는다.

이 마음을 바꾸기 위해, 냄새를 다른 것으로 교체하기 위해 사용되는 방법 중의 하나가 '스위시패턴'[NLP 치료의 한 방법]이다. 냄새가 날 때마다 그 냄새를 병에 모두 담아 하늘 높이 해를 향해 던져버리는 상상을 한다. 그런 다음 냄새가 없어진 나의 몸에 장미향을 입히는 상상을 하는 것이다. 이것을 반복적으로 시행하고 냄새를 병에 담아 해를 향해 던져버리는 작업을 점점 빨리 한다. 그리고 몸에 장미향을 바르고 그 냄새를 즐기는 상상을 천천히 한다. 매번 일곱 번씩 반복한다.

마지막으로 내 몸의 향기를 바꾸는 것은 사랑과 행복과 존중이다. 사랑하는 사람에게서는 악취가 나지 않는다. 존중받고 있을 때, 사랑받고 있을 때는 향기가 난다. 냄새는 뇌의 정보처리 과정이다. 절대적

물리현상이 아니다. 나의 정보처리 프로그램이 무엇인가에 따라 달라진다. 한 가지 확실한 것은 사랑과 행복 존중이라는 단어가 입력되면 향기로 바뀐다는 것이다.

체취는 사실 사람마다 다른 하나의 개성이다. 나의 얼굴 모양이 남과 다른 것처럼 나의 단백질 체계가 남과 다르고 분비물의 화학적 조성이 남과 다르기 때문이다. 약을 통해 치료하는 것은 이 화학적 조성을 일부 바꾸어 줄 수 있다. 하지만 마음속에서 프로그램되는 뇌 속의 내부 프로그램을 수정하는 것은 전적으로 나 자신의 손에 달려 있다.

좋은 프로그램을 반복적으로 실행할 때 나의 프로그램은 수정된다. 내가 만든 프로그램이 무의식적으로 실행이 될 수 있도록 무한히 반복하면 나의 분비물 구성이 바뀌어 향기를 발할 것이다.

장에서 피가 나온다?

- 장출혈의 치료법 -

혈변이란 장출혈을 말한다. 장에서 출혈이 일어난다는 것은 장의 점막이 손상된 것을 의미한다. 염증이나 궤양 혹은 알코올, 스트레스에 의해서 기계적・화학적 손상이 생기거나 그 결과로 장내에 백혈구의 일종인 과립구가 증가하면, 장을 보호하고 영양분의 흡수와 소화액과 점액의 생산을 담당하는 상피세포가 탈락되고 염증이 발생하고 혹은 점막 하에 분포된 혈관이 노출되어 출혈이 발생하는 것이다. 출혈과 함께 체중 감소가 나타나면 염증성장질환이나 대장암의 징후가 되기도 한다.

급성기의 출혈은 청열요법^{소염 작용}과 지혈요법이 우선적인 치료법이다. 따라서 장에 자극을 줄 수 있는 음식물이나 스트레스를 피하는 것이 좋다. 장에 자극을 줄 수 있는 매운 음식이나 커피 혹은 술은 장표면에 염증이나 궤양을 일으키고 장의 연동운동을 증가시킨다. 장의 연동운동이 증가하면 출혈이 더욱 심해질 수 있다.

만성기의 출혈은 장 점막의 재생에 우선 치료 목표를 두어야 한다. 만성기에는 장간의 혈액순환이 나빠지고 울혈상태에 빠지는 경우가 많다. 또한 간 기능의 저하도 함께 발생하는 경우가 있다. 위장, 소장, 대장을 거친 혈액은 모두 모여 간문맥을 통과하여 간으로 흘러든다. 그런데 간의 기능이 나쁘거나 복강 내의 혈액순환이 나쁘면 장 점막의 영양공급이 부족해지고 점막세포나 혈관이 약해지기 마련이다. 약해진 혈관은 염증을 일으키거나 궤양을 일으키고 출혈을 일으킨다. 이때 장간의 혈류 순환을 촉진시키고 장 점막의 재생을 도와주면 출혈은 결과적으로 멎게 된다. 따라서 출혈 발생의 원인과 환자의 몸 상태에 따른 적절한 변증과 처방을 구성하는 것이 중요하다.

한방의 지혈 방법 중에는 특이하고도 효과적인 것 두 가지 있다.

'비통혈脾通血'이란 것이 그 첫 번째이다. 이는 지혈제를 사용하지 않고 소화기관의 질병을 치료함으로써 지혈을 유도하는 것이다. 이것은 주로 보기補氣 약물을 사용하여 소화기관의 혈액순환과 세포 재생력을 향상시킴으로써 결과적으로 지혈 효과를 만들어 내는 것이다.

두 번째가 지혈제를 사용하는 방법이다. 지유·선학초·괴화·삼칠근·건강초 등의 약재들이 각 부위별로 지혈을 유도해 내는데, 아주 효과가 탁월하다. 장출혈이 생기면 양방에서는 대개 스테로이드제제를 투여하는데, 그 효과에 비해 상당한 부작용을 감수해야 하기 때문에 한방 지혈요법이 더욱 빛을 발한다고 할 수 있다.

궤양성대장염과 크론병, 이렇게 치료하자

궤양성대장염과 크론병의 한의학적 치료는 장으로 흐르는 혈액의 복강순환을 늘려서 대장 점막세포의 정상적인 재생을 도와주는 것이다. 혈액순환량이 늘어나면 세포 재생력의 증진뿐만 아니라 지혈작용의 증진도 가져온다. 혈액 공급이 증가하면 치유를 위한 영양분의 공급이 증가하고, 백혈구의 순환이 가능해진다. 그러면 그에 따라 노폐물 처리도 가능해지므로 결과적으로 혈관이 튼튼해지고, 궤양의 치료와 지혈작용이 이루어진다.

일반적으로 복통의 가장 흔한 원인은 내장의 혈액순환량이 줄어드는 허혈성 복통이다. 다음으로 음식물이 지나가면서 상처 부위를 자극하여 생기는 복통도 있고, 또 장의 경련성 운동에 의해서 발생하는 복통도 있다. 이 세 가지 원인 모두 혈류 순환의 정체와 함께 일어나는 공통점을 가지고 있다. 말하자면 각종 스트레스나 음식·환경 등에 의해 내장기로의 혈류 공급이 부족해져서 장내의 잡균이 증가하고 감염은 반복적으로 일어나고 소장과 대장의 점막에 공급되는 영양분이 적어지면서 염증과 궤양이 반복적으로 일어나는 것이다. 장의 평활근은 경련 혹은 부종을 유발하고, 나아가 설사와 통증이 발생하기도 한다. 장은 세포분열이 왕성한 곳으로 3~7일이면 모든 세포가 교체될 정도로 자연 회복력이 아주 강한 곳이다. 따라서 장의 점막 면역계는 염증을 잘 일으키지 않는 곳이기도 하다. 하지만 한번 염증이 발생하고 자연 회복이 되지 않는 상태에 이르면 '염증성장질환'이란 병명이 붙게 되고 복통과 혈변·설사의 고통이 뒤따르게 된다.

궤양성대장염과 크론병의 치료 과정은 다음과 같다.

첫째, 복강으로 들어가는 혈액의 공급량을 늘리기 위해 복강의 혈관을 열어주는 약재를 선택한다.

둘째, 일단 복강으로 흘러온 혈액이 제때 잘 빠질 수 있도록 문맥순환을 원활하게 한다. 여기에는 간 기능을 개선하는 약물도 선택된다. 소화관을 거친 모든 혈액은 간을 통해 심장으로 환류하기 때문이다.

셋째, 유해균의 증식을 막기 위해 천연 항생물질의 투여가 필요하다. 유해균의 증식을 막으면 영양의 공급이 원활하게 이루어질 수 있기 때문이다.

넷째, 적절한 지혈 약과 항염약물과 항궤양 약재를 선택해야 한다. 장 점막의 염증과 궤양을 복구하기 위해서는 지혈을 통해 혈관을 강화해야 하기 때문이다. 염증성장질환의 치료를 위해 사용되는 대표적인 약재로는 생지황·인진·택사·백두구·건강·육계·황금·황련·오미자·맥문동·길경·반하·금은화 등이 있다. 또한 한방과 양방 치료의 병행이 도움이 되는 경우도 많다. 한방 치료가 양약의 독성을 완화시키고 대장 점막의 생명력^{재생력}을 살려주기 때문에 한방 치료로 장의 순환과 재생력이 좋아진 상태에서는 오히려 양약의 효능이 증가하는 경우도 있다.

궤양성대장염과 크론병의 양방 치료는 현재 항염증제와 스테로이드를 사용하고 중증의 경우 면역억제제를 사용한다. 스테로이드와 면역억제제의 장기 사용은 많은 부작용을 동반하므로 신중히 접근해야 한다. 스테로이드는 증상을 호전시키는 데 탁월한 효과가 있으며, 급성기에는 그만한 약도 없다. 하지만 스테로이드의 주요한 부작용 중의 하나는 장 점막에 궤양을 일으키는 것이다. 면역이 억제되어 감염에 취약해지거나 뼈가 약해지고 무혈성대퇴골두괴사·백내장 등의 부작용을 제외하고라도 장 점막에 궤양을 일으킨다면 이는 치료하고자 하는 것과 반대의 효과를 낸다고 볼 수 있다. 특히 소아의 경우에는 성장 장애를 유발할 수 있으므로 더욱 신중할 필요가 있다.

소염진통제의 사용도 마찬가지이다. 소염진통제의 장기적인 사용은 '염증진행의 정지'로 증상이 개선된 것처럼 보일 뿐 장 점막의 재생과는 거리가 먼 이야기이다. 오히려 교감신경이 더욱 과민해지고 염증을 일으키는 과립구의 증가를 가져온다. 결과적으로 내장기로의 혈액 공급량을 줄이는 역할도 한다. 스테로이드제제를 통한 소염 효과가 여의치 않으면 면역억제제를 사용하게 된다. 이 면역억제제란 것은 백혈구의 숫자를 줄여서 염증반응을 차단하는 것이다. 항암제의 일종인 면역억제제를 사용하게 되면 빠르게 분열하는 세포들이 모두 장애를 받게 된다. 면역이 억제되면 장내 점막상피의 성장에 장애를 받게 되고, 백혈구의 숫자가 줄어들면 또 다른 감염의 기회가 늘어나고, 돌연변이 세포의 출현을 감시할 수 없게 된다. 장 점막은 끊임없는 기계적·화학적 자극에 대응하기 위해 3~7일이면 모두 교체될 정도로 빠르게 분열하는 곳이다. 그런데 면역억제제를 투여하는 경우 이러한 주기가 길어지고 손상된 세포가 오래도록 머물러 있게 된다.

궤양성대장염과 크론병의 경우 장 점막의 손상이 광범위하게 퍼져 때로 대장 전체를 염증 상태로 만들기도 한다. 이때 점막 하에는 백혈구의 침윤이 심하게 일어나면서 상피세포의 괴사가 일어난다. 그런데 침윤된 백혈구들이 자기 할 일을 마치고 자살^{세포자연사}해야 함에도 불구하고 계속 살아남아 염증 반응을 지속시키게 된다. 그렇기 때문에 면역억제제를 사용하게 된다. 백혈구의 수를 줄이고 혈류 순환을 차단하기 위해서이다. 백혈구가 모이지 않으면 염증이 줄어들게 된다. 하지만 면역억제제에 의한 면역억제 작용은 전신에서 일어난다고 했다. 특히 위장관은 음식 섭취를 통해 수많은 항원^{미생물과 독소}들이 들어오게 되는데, 면역이 억제되어 있으므로 또 다른 감염과 잡균의 증식이 일어나게 된다. 그래서 또 다시 항생제를 투여하게 되는 악순환을 반복하는 것이다.

궤양성대장염과 크론병은 암이 아니다. 암이란 무제한 증식하는 세포의 덩어리이다. 무제한 증식하는 세포를 억제하기 위해 세포의 성장을 억제하기 위해 면역억제제라는 항암제를 사용하게 되는데, 도대체 궤양성대장염과 크론병의 어디에 '무제한' 증식하는 세포가 있다는 말인가?

염증성장질환이 발생하게 되면 장 점막의 부종과 혈관의 기능장애로 인하여 흡수 장애가 발생한다. 장 점막은 숨을 쉬고 있다. 장 점막의 혈관들은 소화된 음식을 흡수하고 점액 및 장액을 내놓고 더불어 가스교환을 한다. 장내에서 발생하는 여러 가지 가스^{독소}를 흡수하고 농도 차에 의해서 혈관 내의 가스도 확산시킨다. 대장은 인체에서 독소가 가장 많이 발생하는 곳이다. 독소가 쌓이면 염증 부위를 자극하고 증상은 다시 악화된다. 장 점막에 염증과 궤양이 발생하면 일반적으로 흡수 장애를 동반하게 되므로 영양장애가 생긴다. 그래서 체중이 줄어드는 것이다. 그런데 궤양성대장염과 크론병의 경우 흡수 장애뿐만 아니라 단백질의 손실도 생긴다. 장 점막을 통해 단백질, 즉 혈장 성분^{출혈로} ^{인해}이 변으로 빠져나가 버리기 때문이다. 이런 이유로 영양불균형이 더욱 심해지게 되는 것이다.

대장은 병으로 지치고 약으로 다시 한번 지치게 된다. 때문에 대장의 생명력^{재생력}을 살리는 것이 장질환을 치료하는 목표가 되어야 한다. 장은 음식이 지나다니는 도로이다. 도로에 차들이 지나다니지 않으면 도로가 패이는 손상을 입지 않는다. 하지만 도로의 기능은 차들을 다니게 하는 데 있다. 장도 마찬가지이다. 급성으로 위나 장에 탈이 나면 하루 이틀 굶고 나면 저절로 낫는 경우가 많다. 장에 탈이 나는 것은 대개 음식물 때문이다. 과식을 하거나 지나친 음주, 또는 커피를 마시면 염증이나 궤양을 일으킨다. 그래서 장을 치료할 때는 특히 항상 음식을 조심하고 조절해야만 하는 것이다.

염증성장질환^{궤양성대장염과 크론병}을 치료할 때도 먹는 것을 항상 조심해야 한다. 말하자면 따뜻하고 찬 것을 구별하는 것이 중요하다. 무엇인가 먹었을 때 시원하다는 느낌이 드는 것들, 이를테면 맥주를 마시면 시원하다, 아이스크림을 먹으면 시원하다, 냉수를 벌컥벌컥 들이키면 시원하다 등의 느낌이 드는 것은 이것들이 모두 혈관을 수축시키고 체온을 내리기 때문이다. 이때 장의 기능이 약해진다. 장관을 지나가는 혈관들이 찬 것에 의해 수축하고 체온을 빼앗겨 장관에서는 먹은 것을 간직하지 못하고 설사로 쏟아내고, 경련과 허혈성 복통을 일으킨다. 따라서 먹어서 시원하고 찬 것은 염증성장질환에 금해야 한다.

또한 대부분의 과일들이 체온을 내려 시원함을 주기 때문에 같은 이유로 설사나 복통이 심할 때는 금하는 것이 좋다. 특히 사과, 배, 참외, 수박은 좋지 않다. 과일과 채소는 많은 식이섬유를 함유하고 있다. 이 식이섬유는 변비가 있거나 질병이 없는 사람들에게는 아주 좋은 대장의 영양분이다. 하지만 염증성장질환은 대개 설사가 증가해 있는 상황으로 다시 장의 연동운동을 증가시키는 식이섬유를 보충할 이유가 없다. 설사가 증가하면 장벽의 자극이 심해지고 출혈도 증가할 수 있다.

또 일반적으로 인터넷 등을 통해 장에 좋다고 알려진 것들은 대개 변비에 좋은 식품인 경우가 많다. 알로에·다시마·느릅나무·민들레 등은 사하작용과 소염 작용이 있어 설사가 잦은 환자에게 나쁜 영향을 줄 수 있다. 또한 대부분의 환자들은 펜타사나 아사콜 같은 소염제를 이미 복용 중이므로 소염 작용이 강한 민간 약재를 재복용하는 것은 좋지 못하다.

반대로 몸을 따뜻하게 해 주는 음식은 모두 좋다. 인삼 · 생강 · 대추 · 유자 · 모과 등이 그것이다. 하지만 몸을 무작정 따뜻하게 해서도 안 된다. 적당선이 있어야 한다. 따뜻한 음식을 너무 많이 먹게 되면 장벽을 자극하여 통증과 설사를 증가시킬 수 있기 때문이다. 또한 매운 음식도 삼가야 한다. 매운 맛은 장벽을 자극하여 장의 연동운동을 증가시키고 설사를 유발하기 때문이다.

몸을 따뜻하게 해 주는 운동과 아울러 목욕요법도 빼놓아서는 안 된다. 염증성장질환을 치료하다보면 의외로 운동을 전혀 하지 않는 경우가 많다. 임상 경험상 운동을 열심히 하고 있는 환자와 운동을 전혀 하지 않는 환자 간의 치료율의 차는 아주 크다.

우리 몸의 근육의 많은 부분이 하지에 있다. 하체 단련은 혈액의 흐름을 심장에서 하지 먼 곳까지 활발하게 움직이게 하고 심장과 하체 사이에 놓여 있는 복강순환을 자극한다.

마지막으로 빠뜨릴 수 없는 것이 호흡이다. 복강 내를 흐르는 체액은 혈액만 있는 것이 아니다. 혈액의 약 4배에 달하는 림프액이 림프관을 통해 심장으로 돌아간다. 이 림프관의 흐름은 호흡을 통한 횡격막과 호흡근의 운동에 따라 이동하므로 깊은 들숨과 긴 날숨이 이에 영향을 미친다. 또한 호흡에 집중하면 몸은 부교감신경이 우위가 되는 휴식 · 방출 반응을 일으키고 이완되어 염증반응이 줄어든다. 이때 즐거운 마음과 행복한 기분, 긍정적인 생각을 빼먹어서는 안 된다.

지금 한번 크게 웃고 다음 장으로 넘어가자.

하~ 하~ 하~ 호~ 호~ 호~.

지긋지긋한 두통, 지긋이 파헤치기

여러분은 두통 하면 떠오르는 것이 무엇인가? 필자는 두통하면 가장 먼저 떠오르는 것이 바로 'MRI'이다. 머리가 아프면 누구나 이 머릿속에 도대체 무엇이 들어 있길래 이렇게 아픈 걸까 생각하기 때문이다. 이 호기심을 완벽하게 만족시켜 주는 기계가 MRI이다. 이는 머릿속을 훤히 보여준다. 그런데 대부분은 아무이상이 없다. 사실 MRI로 찍은 사진에 이상이 발견되면 큰 일이다. 뇌종양이나 뭐 그런 종류이기 때문이다. 하지만 아무 이상이 없다는 말을 듣고 감사해하기는커녕 대부분의 경우 실망하는 기색을 보인다. 두통의 원인을 찾아내지 못했다는 좌절감부터 갖는다. 제발 이제부터라도 MRI를 찍은 후 아무 이상이 없다는 결과가 나오면 우선 감사하는 마음을 갖도록 하자. 머릿속에서 뭔가가 발견되면 사실 고치기도 힘든 일이니까 말이다.

두통이 발생하는 원인은 혈관의 압력 때문이다. 머릿속을 순환하는 혈액이 너무 많기 때문이다. 혈액은 발전의 연료이자 영양분의 공급원이다. 생각할 것이 많으면 뇌의 회로는 빠르게 움직인다. 뇌의 회로가 빠르게 움직이려면 뇌로 향하는 혈액의 공급량을 늘려야 한다. 평소보다 많은 양의 혈액이 뇌로 공급되면 뇌 속 혈관의 압력은 높아지고, 이를 위험 신호로 판단한 신경은 통증을 유발한다. 또한 뇌의 회로가 많이 움직인다는 것은 연료^{포도당}의 소모가 늘어나는 것을 의미하고 연료의 소모가 늘어나면 노폐물의 발생량도 증가한다.

노폐물이 제대로 처리되지 못하면 또 통증이 발생한다. 그럼 뇌로 흐르는 혈액의 양이 많아진 만큼 노폐물 처리를 빨리 하면 되지 않는가? 인체는 그렇게 왜 못하는 것인가? 인체가 늘 완벽하지는 않다. 음식물이 들어가는 식도와 공기가 들어가는 기도가 한 구멍에서 분지하는 까닭에 사람은 가끔 음식이 기도로 들어가 사레가 들리고 질식할지도 모르는 위험이 생기는 것이 가장 좋은 한 예이다. 이와 마찬가지로 인체에는 일이 많은 곳에 혈액을 모으는 시스템이 잘 발달되어 있다. 반면 노폐물을 처리하는 시스템은 덜 효율적이고 시간이 오래 걸리는 엉성한 구조를 가지고 있다.

여하튼 두통은 머릿속과 바깥쪽을 흐르는 혈액의 압력이 높아지기 때문에 발생한다. 뇌신경이나 혈관 분포에 따라 정두통·후두통·편두통 등의 구분을 할 수는 있으나 머리의 압력을 조절하고자 하는 데는 그 구분이 별로 의미가 없다. 머리 전체의 혈류량을 줄여야 한다.

즉 과부하를 줄여야 한다.

또한 자세에 의해서도 두통이 발생할 수 있다. 주로 어깨가 앞으로 둥글게 굽어 있거나 목이 앞으로 기울어진 경우 경동맥이나 추골동맥^{뇌로 혈액을 공급하는 혈관}이 굽어져 꺾이게 됨으로써 뇌로의 혈액 공급이 어려워진다. 이렇게 해석하는 경우도 있다. 틀린 말은 아니다.

또 한 가지는 머리가 앞으로 기울어 있으면 머리가 앞으로 떨어지는 것을 방지하기 위해^{머리 무게는 약 5킬로그램 안팎} 어깨에서 머리까지의 모든 근육이 긴장을 하게 되고, 이러한 근육 긴장에 의해 혈액의 압력이 높아지고 노폐물이 증가한다는 주장도 있다. 하지만 이러한 자세 불량도 엄밀히 따져보면 두 가지 경우 모두 혈액의 압력에 의해서 두통이 발생하는 것임을 알 수 있다.

마지막으로 자율신경의 이상을 말할 수 있다. 과도한 긴장과 스트레스에 의해 교감신경이 과항진되면 두면 상지부로 흐르는 혈액의 양이 증가한다. 심장은 두근두근 더 뛰게 되고 얼굴은 상기되고 뇌세포의 활동량은 많아진다. '뚜껑 열린다' '머리에 김 난다' 등의 표현은 모두 머리 쪽의 혈류량이 증가하면서 혈관 압력이 높아진다는 말이다. 그래서 두통이 발생하는 것이다. 교감신경의 과항진은 앞에서 말한 모든 증상의 기초 원인이 되기도 한다.

두통 치료는 바로 압력 조절에 있다. 머리로 과다하게 흘러드는 혈액의 흐름을 줄여주고 이미 가득 찬 압력을 빼 주어야 한다. 자세를 바르게 교정하여 혈액의 흐름에 방해가 되지 않도록 해야 한다. 부교감신경을 자극함으로써 복강 내의 혈액 흐름의 양을 늘려 두면 상지부로 올라가는 혈액의 양을 줄여주어야 한다. 스트레스를 줄여 머리에서 혈액을 모으는 국소 호르몬의 분비를 줄여야 한다. 하지의 운동량을 늘려 하지혈관을 확장시킴으로써 머리로 가는 과도한 혈액의 압력을 줄여야 한다. 그래서 자율신경의 조절이 치료의 원칙이 되는 것이다.

대개 시중에서 판매되는 두통 약은 모두 진통소염제 종류의 것이다. 이것들은 세포막에서 분비되는 국소 호르몬인 프로스타글란딘을 차단함으로써 진통 효과를 발휘하고 두통뿐만 아니라 치통, 생리통에도 모두 사용된다. 요컨대 혈관의 압력이나 흐름에는 상관없이 전신의 국소 호르몬을 차단하는 효과가 있다. 그래서 효과가 나타날 때는 굉장히 신속한 반면 전신의 세포 기능을 억제함으로써 혈액순환에 상당히 부정적인 영향을 미친다. 또한 일부 약물은 위장 장애를 유발하고 위염과 위궤양을 일으키기도 한다. 따라서 장기적인 두통 약의 복용은 위장병을 일으키는 원인이 됨은 물론 면역교란에 의한 자가면역질환이나 몸이 냉해지는 원인으로 작용하기도 한다. 또한 각종 원인을 알 수 없는 알레르기와 출혈 질환의 원인이 되기도 한다. 아스피린의 경우 혈전의 형성을 막아 뇌졸중의 피해를 줄여 준다. 하지만 그만큼 뇌출혈의 경향도 늘어날 수 있다는 사실을 염두에 두어야 한다.

두통은 대개 두통만 나타나는 경우보다 위장병과 함께 나타나는 경우가 많다. 이때 가장 주의해야 한다. 위장의 기능이 나빠져 두통이 병발^{함께 발생함}했을 때는 두통 약을 먹어서는 안 된다. 위장의 증상만 더욱 나빠질 뿐^{구토나 메스꺼움을 호소하는 경우가 많다} 두통은 낫지 않기 때문이다. 체하거나 위염이 생기면 위장 내에 상처와 염증이 발생하는데, 이때 진통소염제 복용은 위장의 혈액순환을 방해하므로 위장 증상을 더욱 악화시킬 가능성이 높다. 따라서 근본적인 치료, 즉 위장부터 치료해야 한다. 위장의 기능 이상이 두통을 발생시켰기 때문이다. 반대로 위장의 기능이 정상적으로 회복되면 두통도 절로 없어진다. 복강 내의 혈액순환이 좋아지면 두통이 치료되는 예가 이에 해당된다.

이렇게 두통의 치료도 혈관의 압력과 순환을 고려함으로써 자율신경계의 균형을 조절하는 것이 최우선이라고 할 수 있다. 자율신경계의 작용은 항상 사람의 기분과 상관이 있다. 기분이 나쁘고 우울할 때 교감신경계의 과항진이 발생하고 두통이 증가하며 골치 아픈 일이 있을 때 두통이 찾아온다. 기분 좋은 일이 두통과 함께 하는 경우는 드물다.

지금 당신의 기분은 어떠한가?

불면증의 눈을 감겨주세요

잠을 자지 못하는 사람들이 점점 늘어나고 있다. 얼마나 해야 할 일이 많으면 잠조차 자지 못하는 것일까? 잠을 자지 못한다는 것은 뇌가 깨어 있다는 것을 말한다. 밤이 되면 낮 동안 지치고 손상된 신체를 수리하기 위해 몸은 휴식에 들어간다. 이때 뇌도 쉬어야 한다. 그러나 뇌의 파워 스위치가 도무지 꺼지질 않는다. 이것이 불면이다.

그래도 요즘은 수면제나 신경안정제란 것이 있어 억지로 잠을 자는 데는 별로 어려움이 없는 듯하다. 수면제에 의존한 잠이 인체에 썩 좋은 것은 아니지만 못 자는 것보다는 나으리라.

잠을 못 자는 사람들의 두 가지 특징은 늘 피곤하고 눈이 충혈되어 있다는 것이다. 손상된 신체를 수리할 시간을 가지지 못하니 피곤한 것은 당연하다. 뇌가 쉬지 않으니 늘 머릿속의 혈류량은 많다. 뇌의 많은 혈류량을 밖으로 보여주는 창이 눈이다. 이 밖에 다른 사인^{sign}들도 있다. 귀에서 소리가 많이 나거나 비염이 있거나 입마름증이 따라다닌다. 머리에 붙은 감각기관들이 과민해지는 것이다.

뇌가 각성상태에 있다는 것은 교감신경이 과항진되어 있음을 말한다. 교감신경이 항진된 상태에서 뇌로 흐르는 혈류량은 많고 근육은 굳고 심장박동은 증가되어 있다. 부교감신경계의 작용이 우위에 있을 때는 복강 내로 흐르는 혈류량이 증가한다. 그래서 혈액의 흐름은 상부에서 하부로 그 물꼬를 트게 되고 머릿속에 가득 차 있던 긴장의 끈은 조금씩 풀린다. 불면증 환자의 위장이나 대장 기능이 좋은 경우가 별로 없는 것을 보면 그들의 부교감신경계가 약화되어 있음을 알 수 있다. 낮과 밤은 사람에게 각성과 휴식의 사이클을 요구한다.

불면증은 대개 정신적 충격에서 유래되는 경우가 많다. 사업에 실패했다든지 사랑하는 사람과의 이별 혹은 사별이라든지 하는 어쩔 수 없는 상황을 이겨내지 못하면 몸은 극도의 긴장 상태에 빠지게 되고 교감신경이 우위에 있는 상황에 처하게 된다. 불안감은 우울함을 만들고 우울함은 교감신경을 흥분시키고 교감신경의 흥분은 불면증으로 이어진다. 지나친 약물복용 또한 원인이 되는 경우도 있다. 소염제나 항생제 · 진통제의 장기 복용은 교감신경을 항진시키는 작용을 하기 때문이다.

게다가 현대인들에게 있어서 빼놓을 수 없는 것이 있다. 할인점 매출 1위 품목인 커피이다. 얼마 전 뉴스에서 할인점 매출 1위 품목이 라면을 제치고 커피가 차지했다는 소식은 이제 우리 사회가 배고픈 시절을 지나 각성의 시대로 향해 가고 있음을 말해 준다. 각성은 경쟁과 중독을 의미한다. 커피에 중독성이 있음은 부인할 수 없는 사실이다. 커피와 각종 드링크류에 들어 있는 카페인이 잠시 정신을 맑게 하고 일의 능률을 올리고 생산성을 높이고 개인에게 슈퍼 파워를 만들어 줄지는 몰라도 교감신경을 과도하게 항진시켜 심장에 부담을 주고 인체의 노화를 촉진한다는 사실을 잊지 말아야 한다. 택시는 일반 승용차보다 더 빨리 폐차시킨다. 이유가 무얼까? 과로는 우리 몸을 과열시키고 빨리 닳게 한다.

커피는 현재 원인을 알 수 없는 심장병과 정신 질환을 일으키는 가장 큰 원인 물질이다. 커피의 카페인은 각성 효과가 지나쳐 모든 사람을 슈퍼맨으로 만들기도 하고 정신이상(?)으로 만들기도 한다. 심장병이 있거나 천식, 기관지염 그리고 불면 혹은 불안, 초조증이 있는 사람은 자신이 커피를 매일 마시고 있지 않나 한번 살펴보아야 한다. 얼마 전 언론에서 커피가 간암을 예방한다고 대대적으로 떠들어댄 적이 있다. 언론의 이중성을 잘 말해 주는 한 단면이다. 물론 커피가 이담작용이 있어 간 기능을 개선시킬 수는 있다. 하지만 대부분의 약물이나 건강식품이 그렇듯이 커피는 심장병을 악화시키는 부작용을 가지고 있다. 어딘가에 좋다는 건강식품이나 약을 복용할 때는 항상 그 반대되는 작용을 염두에 두는 것이 좋다. 아스피린이 혈액이 뭉치는 것을 막아, 즉 혈전이 뇌혈관을 막는 병인 뇌경색을 예방한다는 사실은 모두 알고 있다. 하지만 아스피린은 딱 그만큼 출혈을 증가시킨다.

그래서 몸에 멍이 잘 들고 뇌출혈의 위험이 증가하는 것이다.

각설하고 커피는 일의 능률과 생산성을 높이는 각성제 역할을 해 줄 수 있을는지 몰라도 건강에는 아주 나쁜 음료이다. 따라서 필자는 여러분에게 자신의 심장을 보호하기 위해 이제부터라도 커피를 멀리하기를 강력히 권고한다. 특히 커피는 불면증이나 우울증이 있을 때는 반드시 금해야 한다.

최근 보고에 의하면 사람에게는 수면인자란 것이 있는데, 이것은 장내 박테리아에서만 발견되는 아미노산으로 구성되어 있다. 장내의 대식세포가 끊임없이 이 박테리아를 부수고 여기서 나오는 작은 단백질이 수면인자로서의 역할을 한다. 예로 아기들은 생후 약 한 달 동안 장내 세균이 없기 때문에 깊이 잠들 수 없다. 그래서 장내 세균이 잘 보존되어 있을수록 이러한 수면인자를 얻는 것이 유리하다. 이는 불면증을 치료하기 위해 자율신경을 조절하고 부교감신경을 자극함으로써 장의 건강을 꾀하는 것이 수면에도 영향을 미친다는 것을 알 수 있는 내용이다. 배 부르고 등 따스하면 걱정이 없는 것과 같은 이치이다.

인생의 삼 분의 일은 잠자는 데 쓰인다. 그만큼 인생에서 중요한 시간이고 소중한 시간이다. 사람은 늘 깨어 있을 수 없다. 휴식이 필요하다. 독서는 잠을 자는 데 많은 도움을 준다. 독서는 많은 생각을 하게 해 주고, 뇌의 시냅스 네트워크를 활발하게 하고, 뇌의 정상적인 기능을 일깨우는 데 도움을 준다. 불면증과 우울증은 뇌의 정상적인 기능에 이상이 왔다는 것을 말한다. 뇌의 기능에 과부하가 걸려 제 기능을 발휘하지 못함을 말한다. 독서는 이렇게 과부하가 걸린 뇌에 기름칠을 하고, 세포간의 연결을 재설정해 주고, 휴식을 준다. 따라서 독서는 불면증을 치료하는 가장 좋은 약이다. 특히 자기 개발에 관한 책을 많이 읽는 것이 좋다. 심리학에 관한 책도 좋고 뇌과학에 관한 책도 좋다. 질병이란 것도 아는 만큼 치유되는 경향이 있기 때문이다. 내가 믿는 바대로 몸이 따라가기 때문이다. 그래서 긍정적인 사고, 하면 된다는 신념이 중요한 것이다. 우울한 기분, 패배감, 걱정거리가 차지하고 있던 뇌의 영역에 '하면 된다'는 긍정적 메시지들로 가득 채워버리자. 그것만 생각하고 그것만 읽고 그것에 대한 자료들을 찾아내자. 그러면 행동은 저절로 따라온다. 이것이 독서의 힘이고 앎의 파워이다.

책을 읽다 보면 졸리기도 한다. 사실 더 많이 졸릴수록 불면증에는 더 좋은 약이 된다. 불면증 치료에 그보다 좋은 약이 없다. 책을 읽고 기억에 남지 않는다고 자책할 필요도 없다. 시험을 치르기 위해 읽는 것이 아니기 때문이다. 기억이 나도록 하려면 반복해서 읽으면 된다. 아무것도 생각나지 않더라도 뇌의 시냅스 네트워크는 책을 볼 때마다 연결되고 강화되고 있다는 사실만 알고 있으면 된다. 반면 텔레비전을 많이 보는 것은 좋지 않다. 잠이 오지 않으면 대개 텔레비전 시청 시간이 늘어난다. 그런데 책을 보는 것과 텔레비전을 시청하는 것의 차이는 졸릴 때 잘 수 있음과 없음의 차이이다. 책을 읽다 졸리면 잘 수 있다. 하지만 텔레비전은 졸음을 억지로 참으면서 계속 보는 경우가 더 많다. 이때 장시간의 텔레비전 시청은 뇌에 과도한 광자극을 주는 것도 문제이지만 잠을 잘 수 없음이 더 큰 문제가 된다.

너무 뜨거운 장판의 사용도 삼가는 것이 좋다. 사람이 잠이 들 때는 약간의 체온 저하가 나타나는데, 이때 뜨거운 장판을 사용하면 체온이 내려가지 않기 때문에 깊은 잠에 빠질 수 없다. 물론 추운 겨울에는 따뜻한 아랫목이 더 좋지만 말이다.

일상에서 우울증 밀어내기

우울증에 걸린 사람이 참 많다. 왜 사람들은 우울해할까? 어떻게 하면 우울해질까?

사실 우울한 사람은 많지만 실제로 '우울증'이라는 질병에 걸리려면 꼭 한 가지 절차를 거쳐야 한다. 바로 병원을 다녀오는 일이다. '의사로부터 당신은 우울증입니다'라는 말을 들어야 한다. 대개 사람들은 이 말을 듣고 기뻐한다. 드디어 자신이 걸린 병의 정체를 알았기 때문이다. 하지만 이것이 기뻐해야 할 일일까? 막연하던 것이 오히려 더 깊고 뚜렷한 병적인 상태로 들어가 버리는 것은 아닐까?

우울해하는 사람들의 특징은 다음과 같다.

첫째, 우울해한다. 둘째, 행동 반경이 좁아진다. 셋째, 매사 부정적이고, 의욕이 없고, 죽고 싶어한다.

사람이 살기 위해서는 에너지가 필요하다. 이 에너지를 만들어 내기 위해서는 첫째 먹어야 산다. 음식을 먹어야 에너지가 생기고 활동을 할 수 있다. 먹지 않고 살 수 없다. 둘째, 숨을 쉬어야 한다. 아무리 좋은 산해진미를 먹었다 한들 산소와 결합하지 않으면 에너지가 생기지 않는다. 셋째, 사랑을 받아야 한다. 사랑 받지 못하는 사람, 따돌림당하는 사람, 외로운 사람은 죽을 생각만 한다. 따라서 음식 · 공기 · 사랑은 사람이 사는 데 꼭 필요한 세 가지 재료이다.

사람들은 왜 우울에 잠기는 것일까? 이유는 한 가지이다. 잘되는 게 없기 때문이다. 공부가 생각처럼 잘 안 되어 성적도 잘 나오지 않고, 못생겼고, 키도 작고, 돈도 없고, 사업도 잘 되지 않고, 애인도 없고, 사람들이 자신을 싫어하고, 운동도 잘 못하고, 친구도 없는 등 좋은 게 없을 때 우울을 느낀다. 능력이 부족해서 잘 되지 않는 경우도 있고, 남들과 비교해서 부족한 경우도 있다.

그럼 반대로 우울에 빠지지 않는 사람들은 어떤가? 하는 것마다 잘된다. 공부가 잘되어 성적도 오르고, 사업이 잘되어 돈도 잘 번다. 여자 친구 · 남자 친구가 늘 있고, 주위에 사람들이 많고, 모두 자신을 좋아한다. 가족과 친척들의 사랑도 듬뿍 받고 있다. 뭐든지 하고 싶고, 하기만 하면 뜻대로 된다. 능력이 뛰어나기 때문에 잘되는 경우도 있고, 자기가 하는 일에 항상 만족하기 때문에 그렇기도 하다. 그럼 이런 사람들은 왜 우울에 잠기지 않을까? 우울할 이유가 없는데 어떻게 우울하겠는가? 반면 그들은 기고만장氣高萬丈하다. 기氣가 하늘을 찌를 듯 높이 솟아올라 있기 때문에 우울할 겨를이 없는 것이다 우울에 빠진 사람과 기고만장한 사람의 경우를 비교해 보면 사람들이 왜 우울해지는지가 명확해진다. '그럼 능력도 없고, 돈도 없고, 배경도 없는 나는 어쩌란 말이냐'라고 말하는 사람이 있을 것이다. 능력은 누구나 가지고 있다. 단지 내가 가진 능력이 무엇인지 모를 뿐이며, 그 능력을 개발하지 못했을 따름이다. 능력은 항상 상대적이다. 최고가 되지는 못하더라도 만족할 수는 있기 때문이다.

우울증을 극복하기 위해서 가장 필요한 것은 사랑이다. 사랑은 앞에서 생명의 필수 요소 중 하나라고 했다. 사랑을 받지 못하는 사람은 늘 죽음을 생각한다. 반면 사랑 받는 사람은 삶의 즐거움을 생각한다. 사랑은 우선 나 자신에 대한 사랑으로부터 시작해야 한다. 내가 나 자신을 사랑하지 못하는 데 누가 나를 사랑해 주겠는가? 언제나 나는 괜찮은 사람이라는 확신을 품고 있어야 한다. 내가 나를 사랑하면 남들도 사랑할 수 있게 된다. 내가 남들을 사랑하면 남들도 나를 사랑하게 되는 것이 세상의 이치이리라.

사람은 자기가 좋아하는 것을 할 때 가장 기쁜 상태가 된다. 내가 좋아하는 운동, 내가 좋아하는 게임, 내가 좋아하는 책을 읽고 있을 때 가장 기쁘고 전혀 우울하지 않게 된다. 어떤 것이 내가 좋아하는 것인지 모르겠다는 사람도 있다. 이때는 우선 내가 좋아하는 것이 무엇인지 찾는 것이 가장 중요하다. 과연 무엇이 내가 가장 좋아하는 것일까? 좋아하는 것을 찾을 때 유용한 방법은 기분을 이용하는 것이다. 뭔가를 하고 있을 때 기분이 좋으면 그것은 내가 좋아하는 것이다. 뭔가를 하고 있을 때 기분이 나쁘면 그것은 내가 싫어하는 것이다.

기분은 절대 거짓말을 하지 않는다.

사람은 자신이 좋아하는 것에는 몰입한다. 그리고 자신이 좋아하는 것에 몰입할 때 가장 행복하다. 일반적으로 좋아하는 것에 몰입하여 연구하고 수행할 때 기술도 향상되고 실력도 좋아진다. 실력이 좋아지면 더욱 그것을 좋아하게 되고 연구에 더욱 더 몰입하게 된다. 이것이 '달인'이 되는 과정이다. 사람이 모든 것을 잘 할 수는 없다. 하지만 자신이 좋아하는 것을 잘 하는 것은 누구나 할 수 있다. 그것은 바로 자신의 결정 여하에 달려 있기 때문이다.

마지막으로 다시 한번 우울증을 극복하는 방법을 요약해 보자.

우울에 잠긴 사람은 '되는 게 없는' 사람이다. 이런 사람의 반대는 기고만장氣高萬丈한 사람이다. 기고만장한 사람은 하는 것마다 잘된다. 그들은 세상에서 자신이 최고라고 생각한다. 왜냐하면 그들은 자기가 하는 것이 모두 잘되니까 자기 자신을 사랑하지 않을 이유가 없기 때문이다.

따라서 우울증을 극복하기 위해서는 자신이 하는 일이 잘되게 만드는 것이 중요하다. 무엇을 하면 잘 될까? 안 되는 일을 일단 생활에서 제외하는 것이 중요하다. 대신 자신이 좋아하는 일을 찾아보자. 무엇이 내가 좋아하는 일일까? 해서 기분이 좋은 일이 내가 좋아하는 일, 하고 싶은 일이다. 내가 좋아하는 일, 하고 싶은 일을 찾았으면 그것에 몰입해 보자. 연구하고 노력해 보자, 잘 될 때까지. 포기하지 않으면 절대 망하지 않는다. 이 과정에서 우울함은 저절로 사라진다. 자신이 하고 싶은 일에 몰입해 있는 사람에게 우울함은 어울리지 않기 때문이다.

제 몸에 심각한 이상이 있는 건가요?

- 이명과 어지럼증 -

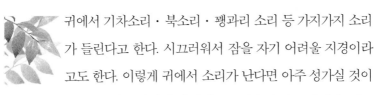 귀에서 기차소리 · 북소리 · 꽹과리 소리 등 가지가지 소리가 들린다고 한다. 시끄러워서 잠을 자기 어려울 지경이라고도 한다. 이렇게 귀에서 소리가 난다면 아주 성가실 것이다. 필자도 만성적이지는 않지만 귀에서 고주파음이 가끔 들린다. 피곤하거나 스트레스를 받을 때 주로 그렇다. 이명과 어지럼증은 대개 함께 온다. 물론 따로따로 오기도 하지만 여기서는 함께 묶어서 이야기해보도록 하겠다.

이명과 어지럼증 때문에 종합병원을 찾으면 첫째로 하는 것이 청력테스트와 전정기관의 균형감각 검사와 빈혈 검사이다. 심지어는 MRI를 찍기도 한다. 이와 같이 이런 저런 검사로 검사비도 꽤 나온다. 그런데 대부분의 환자들이 '아무 이상 없음'이란 말을 듣고 온다. 물론

177

기분은 좋아야 함에도 뭔가 찜찜한 뒷맛을 가지고 말이다.

실제 귀에 이상이 있는 경우는 메니에르병이나 중이염에 의한 손상 혹은 드물게 청신경의 손상에 의하기도 하지만 대개의 경우는 원인불명이다. 필자는 이명과 어지럼증의 원인을 혈관의 압력에서 찾고 있다. 앞서 두통에서 말했듯이 두부의 혈관 압력이 지나치게 높아 귀의 기능이 제대로 발휘되지 못하는 것이다. 압력이 높아지고 감각이 예민해지니 약간의 소리도 크게 증폭되어 나고, 없는 소리^{평소에 듣지 못하던 소리}까지 만들어지는 것이다. 또한 압력에 의해 감각기의 섬모들이 섬세하게 움직이지 못함으로 인해서 어지럼증과 같은 균형감각의 이상이 생기는 것이다.

이명과 어지럼증이 생기는 가장 큰 원인은 스트레스와 과로이다. 큰 병 후에 기력이 없을 때, 과로로 기력이 없을 때 이명이 생긴다. 정신적인 충격을 받았거나 스트레스가 과중할 때도 이명이 생긴다. 아마 여러분도 이러한 경험을 자주 했을 것이다.

이명과 어지럼증이 있으면서 위장 장애가 있는 사람도 의외로 많다. 이는 스트레스에 의한 자율신경의 실조가 그 원인이다. 스트레스를 받으면 교감신경이 과항진되어 두부의 혈관 압력은 증가하고 복강 내 소화기의 혈액 흐름이 나빠진다. 교감신경계의 항진은 감각기관의 과항진을 동반한다. 위기에 대처하기 위해 눈을 크게 뜨고 귀를 쫑긋 세우는 것이다. 대신 과열되면 항상 탈이 나는 법이듯이 감각기관도 과열되면 이상감각이 생기게 된다. 대개 혈액순환에 이상이 오므로 몸의 일부분이 붓는 부종이 함께 수반되는 것이 보통이다.

이명의 치료를 위해 제일 먼저 할 일은 느긋한 마음을 가지는 것이다. 몸과 마음을 이완시키고 혈액의 흐름을 부교감신경계로 돌리려는 노력을 해 보자. 욕심을 버리고 기분 좋은 일을 찾아보자. 평소 먹고 싶었던 맛있는 음식을 생각해 보고, 실제로 먹어보자. 긴장과 스트레스의 해소 그리고 부교감신경계의 활성은 감각기관의 이완을 가져오고, 이상감각을 치료해 주는 열쇠가 된다.

마지막으로 커피와 같이 카페인이 든 음식은 감각기관을 지나치게 자극하고 교감신경계를 자극하므로 먹지 않는 것이 좋다. 술도 마찬가지이다.

탈모 치료제는 머리카락을 잘 자라게 한다?

- 탈모의 원인과 치료 -

현대에 이르러 평균수명이 늘어나고 외모가 성공의 중요한 요소로 작용하고 스트레스가 날로 증가함에 따라 탈모 치료는 모든 이의 관심이 되어가고 있다. 유전에 의한 탈모는 어쩔 수 없다고 하더라도 스트레스나 질병에 의한 탈모는 막아야 하고, 막을 수 있다.

선천적인 유전에 의한 탈모를 제외하고 대부분의 탈모는 스트레스와 조기 노화에 의한 것이다. 머리의 일정한 부분이 경계가 뚜렷하게 원형으로 빠져버리는 원형탈모의 경우는 심지어 중·고등학생 혹은 초등학생한테서도 생긴다. 원형탈모의 가장 큰 원인은 말할 것도 없이 스트레스이다. 바쁜 학원 생활과 성적에 대한 스트레스, 경쟁에 의한 긴장이 머리카락을 자라지 못하게 하는 것이다. 머리를 감을 때마다

한 주먹씩 빠지는 머리카락을 보면 여간 속이 상하는 것이 아니다. 원형으로 빠지는 탈모뿐만 아니라 전체적으로 숱이 줄어드는 경우도 많다. 또한 이마가 점점 넓어지거나 머리 한가운데가 점점 희어져 가기도 한다. 이러한 조기 탈모는 대부분 스트레스가 그 원인으로 작용한다.

탈모 치료제로 엄청난 주가를 올리고 있는 여러 가지 약들이 시중에 나와 있다. 그 매출액이 엄청나다고 하니 탈모로 인한 사람들의 고민이 어느 정도인지 짐작할 만하다. 하지만 몇몇 종류의 탈모 치료제들은 사실상 치료제라기보다는 현상 유지에 목표를 두고 있다. 약을 중단함과 동시에 효과가 없어지기 때문이다. 또 머리카락을 유지하는 대신 몇 가지 부작용을 포기하면서 살아야 하는 불편함도 있다. 남성호르몬의 전구물질을 차단함으로써 성기능에 문제를 일으키거나 여성이 복용할 경우 기형아 출산의 위험이 있는 약물도 있다. 남성호르몬의 작용을 차단하는 약물의 경우 탈모의 원인을 과다한 남성호르몬으로 지목하고 남성호르몬의 작용을 차단한다. 그런데 남성호르몬이 가장 왕성한 청소년들보다 30~40대의 청장년층에 탈모가 더 많은 이유는 무엇일까?

이것은 꼭 남성호르몬만이 탈모의 원인이 아니라는 것을 의미한다. 또 이 약들이 남성호르몬을 억제하다보니, 여성호르몬의 초과 현상이 부작용으로 나타난다. 이 탈모 치료제를 사용한 남성이 갑자기 배가 나오면서 살이 찐다거나, 여성형 유방이 되기도 한다. 현재 완전히 밝혀지지는 않았으나, 여성호르몬이 갑자기 우세하게 되면 여러 가지

세포의 초과 증식이 나타날 수도 있다. 그리고 이러한 세포의 초과 증식은 각종 종양이나 암의 원인이 될 수도 있다. 어쨌든 자신에게 잘 맞는 혹은 부작용이 적은 약물을 신중히 선택해야 한다.

탈모가 한참 진행 중인 사람들의 두피를 한번 살펴보자. 대개 두피가 붉게 변해 있는 것을 보게 된다. 두피가 시리다는 사람은 별로 없다. 모두 가렵거나 후끈후끈 열이 난다고 한다. 사람이 긴장하거나 스트레스를 받거나 화가 나면 '뚜껑이 열린다' '폭발 일보 직전이다' 등과 같이 열이 상부에 몰려 있는 표현을 많이 쓴다. 모두 맞는 말이다. 이렇게 긴장이 지속되면 교감신경이 항진되고 교감신경이 항진되면 두면부의 충혈이 계속된다. 두면부의 충혈은 두피의 발열을 일으키고 각종 피부염을 일으키기도 하고 가렵기도 하고 뾰루지가 두피에 많이 발생하기도 한다. 이와 동시에 탈모가 진행되는 것이다. 두피에는 아주 많은 혈관이 분포되어 있다. 머리를 식히기 위해서이다. 머리는 인체에서 차지하는 부피에 비해 굉장히 많은 양의 혈액을 소모하고 열을 발생시키는 곳이다. 그래서 '쿨링'이 아주 중요하다. 컴퓨터의 CPU가 발열이 심해지면 오작동을 일으키는 것도 이와 같은 이유이다.

'두무냉통 복무열통^{頭無冷痛 腹無熱痛}'이란 말이 있는데 여기에 꼭 맞는다. 이는 머리는 차서 탈이 날 일이 없으며 뱃속은 더워서 탈이 날 일이 별로 없다는 뜻이다. 교감신경이 과항진되면 머리는 열이 나고 뱃속은 차진다. 두통·불면·안구건조·탈모가 진행되고, 복통·위염·장염이 함께 나타난다. 또 교감신경이 항진되어 과립구가 많아지면 염증반응도 증가한다. 반대로 부교감신경이 우위에 있는 편안한 몸 상태가 유지되면 소화기와 생식기 기능은 항진되어 왕성한 소화력과 활기찬 성생활이 가능하게 되고 머리는 맑고 시원해진다.

탈모 치료에 있어 교감신경의 과항진을 억제하는 것이 유효한 이유가 여기에 있다. 두면 상지부로의 과도한 혈액 흐름을 차단하고 과열을 방지하는 것이 탈모 치료에 최우선이기 때문이다. 교감신경을 과항진시키는 원인은 주로 어디에 있을까? 스트레스!!! 머리를 많이 쓰면 머리에서 열이 나는 것은 당연하다. 과로!!! 그리고 커피와 같은 카페인 음료·술 등이 교감신경을 자극한다.

반면 부교감신경을 자극하는 음식은 교감신경의 기능을 억제하는 효능을 보인다. 맛있는 음식 먹기, 육식보다는 채식하기, 사랑으로 가득 찬 행복한 생활, 적당한 운동 등으로 혈액을 전신으로 고루 흐르게 해 주면 두면 상지부의 과열도 방지되고 머리카락도 잘 자라게 된다.

한 병의 두 얼굴, 고혈압과 당뇨

2008년 5월 16일 자 신문에 고혈압과 관련된 기사가 실렸다.

30~40대 젊은 고혈압 환자 10명 중 8명 "치료 안 한다"
조기관리 안 하면 급사 위험

30~40대의 고혈압 환자 10명 중 2명 가량만이 고혈압을 치료하고 있는 것으로 조사됐다. 16일 질병관리본부는 국민건강영양조사[2005년] 자료를 분석한 결과 30~40대에 고혈압을 앓고 있는 사람 중 정기적 또는 필요시에 혈압강하제 등을 복용하는 비율[고혈압 치료율]이 18.4퍼센트에 불과했다고 밝혔다. 이처럼 고혈압 치료율은 젊을수록 낮았다. 고혈압 환자 중 30대는 9.1퍼센트, 40대는 27.7퍼센트만이 고혈압을 관리했다. 반면 50대는 54.3퍼센트, 60대 이상 64.3퍼센트 등 연령이 높을수록 고혈압 치료율이 높았다.

이 기사는 약을 복용하는 비율과 치료율을 동일하게 취급한다는 점에서 볼 때 틀린 말이다. 하지만 어쨌든 젊은이들에게도 고혈압이 광범위하게 퍼져가고 있음을 시사하는 기사 중 하나이다. 고혈압이란 것이 도대체 왜 생기는 것일까? 왜 혈압이 높아질까?

우리 몸의 혈액순환은 두 가지 동력에 의해서 움직인다. 하나는 심장의 박동력이고 또 하나는 근육 펌프이다. 심장에서 혈액이 뿜어져 나오는 것은 심장의 수축력에 의해서 이루어진다는 말이다. 이렇게 심장이 혈액을 뿜어내기 위해 수축할 때의 압력을 '수축기 혈압'이라고 하고, 다시 심장이 정상 크기로 복원되었을 때의 혈압을 '이완기 혈압'이라고 한다. 수축기 혈압은 대개 정상수치를 120으로 고정한 다음 그 이상 높아지면 정도에 따라 경고기·위험기 등의 수준으로 나누어진다.

그런데 이 혈압이란 것이 앞에서 다룬 체온처럼 늘 일정한 것이 아니다. 달리고 있거나 뭔가에 몰두하고 있거나 흥분하면 높아진다. 반대로 밥을 먹고 있거나 쉬고 있을 때는 혈압이 떨어진다. 물론 자고 있을 때도 떨어진다. 또 혈압은 혈관의 저항에 비례해서 높아진다. 그리고 체액의 양에 비례해서도 높아진다.

세 번째로 환경에 의해 혈압이 달라진다. 더우면 내려가고 추우면 올라간다. 신경질이 나면 올라가고 행복하면 떨어진다. 다시 말하지만 혈압은 체온과 마찬가지로 고정되어 있는 수치가 아니다.

우리 몸의 기관과 기능은 많이 쓸수록 강화되는 경향이 있다. 망치질을 많이 하는 목수는 팔뚝이 굵어진다. 축구 선수는 다리의 근육이 강화된다. 오른손잡이는 왼손보다 오른손이 더 크고 힘도 세다. 근육뿐만 아니라 내장기관도 많이 사용하는 곳의 기관이 강화된다. 콩팥을 하나 덜어내고 나면 나머지 하나의 콩팥이 더 커진다. 간경화가 오면 간의 기능을 일부 떠맡은 비장이 더 커진다. 신체의 근육뿐만 아니라 정신 근육도 반복적으로 훈련을 하면 더 강해진다. 기억력 훈련이라든지, 가장 쉽게 공부를 예로 들면 반복적인 훈련과 학습을 통해 기억력을 강화하거나 성적을 올릴 수 있다 ^{아무리 해도 안 되는 사람도 있다구요? 글쎄요?}

그럼 혈압도 훈련에 의해 강화되고, 상승했다는 말인가? 그렇다. 혈압도 지속적인 혈압의 상승 요인들이 발생되고 자극됨으로써 장기적으로 상승압력을 받게 되고 상승된 혈압이 고정되는 것이다.

그럼 혈압은 어떤 훈련을 받는 것일까? 앞에서 말한 혈압을 올리는 요인들을 다시 한번 살펴보자.

첫째, 말초혈관의 저항이 증가하면 혈압이 상승한다. 언제 말초혈관의 저항이 증가하는가? 날씨가 추우면 혈관이 수축하여 체온을 보존하려는 노력을 한다. 그래서 추운 겨울에 혈압이 더 상승하고 뇌졸중이 증가하는 것이다. 담배를 피우면 혈관이 수축한다. 기름진 음식을 많이 먹거나 고지혈증이 있으면 혈액이 탁해지고 흐름이 느려지고 말초저항이 증가한다. 운동을 하지 않는 경우 혈관의 탄력은 떨어지는 반면 저항은 증가한다.

둘째, 체액의 양이 증가하면 혈압이 올라간다. 체액의 양은 언제 증가하는가? 체중이 증가하면, 즉 비만이 되면 체액의 양이 증가한다. 지나치게 짜게 먹거나 달게 먹으면 체내로의 수분 유입이 증가한다. 육식을 하고 난 후 혹은 얼큰한 부대찌개를 먹고 난 후 물을 엄청들이킨 경험이 있을 것이다. 짠 음식뿐만 아니라 단 음식을 많이 먹어도 수분 섭취가 증가한다. 모두 삼투압 때문이다. 짠 음식과 단 음식을 지속적으로 다량 섭취하면 체내의 수분 보유량이 점점 증가하므로 체액이 증가하고 혈압을 상승시키는 요인으로 작용한다. 요약하면 과식과 달고 짠 음식은 혈압을 증가시킨다.

셋째, 환경의 영향을 들 수 있다. 힘을 쓰는 일이 많아질수록 혈압은 상승한다. 힘을 쓰려면 더 많은 에너지가 필요하고 에너지 수준을 높이려면 혈압을 높여야 한다. 지나치게 많은 운동도 혈압을 높인다. 적절한 수준 이상의 운동은 생명까지도 위협한다. 축구 선수의 심장마비나 마라톤 선수의 심장마비 등이 발생하는 것이 이에 속한다. 업무량이 많으면 과로하게 되고 혈압을 높인다. 화장실에서 힘을 줄 때도 혈압이 상승한다. 화가 나도 혈압이 상승한다. 스트레스와 긴장이 연속되어도 혈압이 상승한다. 카페인과 같은 식품도 혈압을 높인다. 카페인은 혈압을 높여 더 열심히 일하게 해 주기 때문에 생산성 향상에는 도움이 된다. 쉬지 못할 때도 혈압은 상승한다. 잠을 자지 못해도 상승한다.

혈압이 상승할 일이 계속되면 심장은 점점 강화되고 혈압의 수준을 늘 높은 쪽에 맞추고 있게 된다. 어차피 내려갈 일이 별로 없기 때문이다.

이렇게 훈련을 받은 심장은 혈압을 올린다. 그럼 혈압을 내리기 위해서는 어떻게 해야 할까? 앞에서 말한 혈압을 상승시키는 훈련을 반대로 하면 된다. 적게 먹고 달고 짜게 먹지 않고 운동을 적당히 하고 충분한 휴식을 취하고 카페인 섭취를 줄이고 담배와 술을 끊는 것

등이 그것이다. 이렇듯 해야 할 일이 아주 많다. 혈압이 상승하고 있다는 것은 나의 환경이 높은 혈압을 요구하고 있기 때문이다. 고혈압을 치료하기 위해 어떤 약을 먹을까를 고민하기 이전에 현재 내가 어떤 상황에 처해 있는지를 먼저 고려하는 지혜가 필요하다.

다음으로 혈당에 대해 한번 알아보자. 사람이 음식을 먹으면 소화흡수 과정을 거쳐 포도당이라는 영양분이 혈관을 타고 근육이나 여러 기관과 조직으로 운반된다. 이때 혈관 내에 포도당의 양이 너무 많게 되면 췌장에서는 인슐린이라는 호르몬을 분비하여 혈당의 양을 줄이게 된다. 인슐린은 혈당을 혈관에서 끌어내어 간이나 근육에 글리코겐이라는 탄수화물의 형태로 저장하는 기능을 한다. 당뇨병이란 이렇게 수송, 소모, 저장되어야 할 포도당이 혈관까지 수송은 되지만 저장이나 소모가 되지 않는 상태를 말한다. 즉 혈관 내에 포도당이 아주 많이 있지만 기관이나 조직에서 사용을 하지 않거나 저장 할 수 없는 상태를 말한다. 보통은 췌장에서 적당한 양의 인슐린이 분비되어 포도당을 제거해야 하지만 어떤 이유에 의해 인슐린이 분비되지 않는 상태가 된 것이다.

보통 췌장에서 인슐린이 분비되지 않는 이유는 두 가지이다. 첫 번째는 선천적으로 인슐린이 생산되지 않는 경우이다. 이것을 제1형 당뇨병이라고 한다. 두 번째는 인슐린이 정상적으로 분비되긴 하지만 아주 많은 포도당을 분해하기 위해 계속적으로 인슐린이 분비되는 경우이다. 계속적으로 인슐린을 생산하던 췌장의 베타세포는 결국에는 그 기능을 잃고 만다. 그러면 더 이상 인슐린이 분비되지 못하는 지경에 이르게 되는데, 이것을 일러 제2형 당뇨병이라고 한다. 그래서 경구로 인슐린을 투여하거나 주사제로 인슐린을 투여하게 되는 것이다.

그럼 왜 혈액 속에 너무 많은 포도당이 돌아다니는 것일까? 그 원인은 고혈압의 원인과 아주 유사하다. 힘을 쓰는 모든 경우 혈액 속의 당이 증가하기 때문이다. 힘을 쓰기 위해서는 혈압을 올려야 하고, 혈압을 올리기 위해서는 에너지가 필요하다. 이때 혈당은 혈압을 올리고 근육을 움직이게 하는 연료 역할을 한다. 그래서 앞서 고혈압에서 말한 모든 경우에도 혈당이 동시에 상승하는 것이다. 스트레스나 긴장 상황에서도 마찬가지로 혈당이 상승한다.

예전에는 설탕을 많이 먹으면 당뇨병에 걸린다고 했다. 그런데 요즘의 뉴스에서는 설탕이 당뇨병의 직접적인 원인이 아니라는 사실들이 속속 보도되고 있다. 필자의 생각도 이와 같다. 사실 뭔가를 먹어서 췌장을 고갈시키려면 엄청난 양을 먹어야 한다. 아마도 설탕을 먹어 췌장을 고갈시키려면 하루 종일 먹어야 하는데, 이것은 거의 불가능한 일이다. 하지만 스트레스는 그렇게 할 수 있다. 스트레스는 하루 종일 받을 수 있고^{심지어는 잠을 자지 않고 받을 수도 있다}, 스트레스를 받고 있는 상황에서는 계속 혈당이 증가하고 이를 해소하기 위해 인슐린이 끊임없이 분비되고 췌장이 고갈될 수 있기 때문이다.

그럼 당뇨병의 치료는 어떻게 해야 할까? 혈당을 상승시키는 모든 힘쓰는 상황을 개선해야 한다. 많이 먹지 말고, 기름지게 먹지 말고, 적당히 운동을 하고, 술·담배·커피를 가까이 하지 말아야 한다. 화 내지 말고 편안한 마음가짐을 유지해야 한다. 약을 먹지 말란 이야기는 아니지만 당뇨 약은 근본적인 해결책이 되지 못한다. 인슐린은 혈당을 저장한다. 저장된 당은 다시 혈관으로 나오기 마련이다. 그래서 당뇨병의 치료 시에는 당이 과도하게 필요한 환경을 만들지 않는 것이 더 중요하다. 또한 당을 소모시키기 위해 지속적인 운동도 필요하다.

고혈압과 당뇨병은 두 가지 병이 아니다. 하나의 다른 이름일 뿐이다.

생명 활동을 조정하는 열쇠

- 갑상선호르몬 -

갑상선호르몬은 우리 몸의 발전기를 움직이는 키^{열쇠}와 같다. 갑상선호르몬이 없으면 우리 몸의 모든 세포들은 힘을 쓸 수 없기 때문이다. 우리 몸의 세포들은 우리가 섭취한 음식과 산소를 태워 에너지를 생산한다. 각각의 세포들 속에는 미토콘드리아라고 하는 세포기관이 존재한다. 이 미토콘드리아가 없다면 사람들이 사용하는 엄청난 에너지를 생산해 낼 수가 없다. 그런데 이 미토콘드리아라는 발전소가 작동을 하기 위해서는 갑상선호르몬이라는 키가 필요하다. 갑상선호르몬이 너무 많으면 발전소는 지나치게 많은 전기를 생산해 낼 것이고, 그 양이 너무 적으면 발전량이 부족해 여기저기 공장들이 멈추어 서고 말 것이다.

갑상선이란 기관은 목의 한가운데에 위치하여 앞으로 튀어나온 물

렁뼈^{갑상연골(甲狀軟骨)}의 아래쪽 기도 주위를 감싸고 있는 내분비선으로,
이곳에서 갑상선호르몬을 분비한다. 갑상선호르몬으로 가는 혈관은
경동맥에서 나누어진다. 심장에서 나와 머리로 가는 혈관에서 가지를
치고 갑상선에 혈액을 공급한다. 그런데 이때 50그램 정도밖에 되지
않는 곳으로 뻗은 혈관의 크기는 상당히 커서 거의 경동맥과 맞먹을
정도이다. 공급되는 혈관이 크다는 것은 그만큼 할 일이 많다는 것을
말해 준다. 즉 갑상선에서 공급되는 갑상선호르몬의 생산이 그만큼
중요하다는 것을 의미한다.

갑상선이 고장나면 제일 먼저 부종과 염증이 나타난다. 이를 흔히
갑상선염이라고 한다. 갑상선의 크기가 커지면 육안으로도 구별이 가
능하다. 이때의 원인은 바이러스 감염에 의한 경우일 수도 있고 스트레
스와 과로에 의한 경우일 수도 있다. 과로와 스트레스 상황은 많은
양의 에너지를 필요로 하고 에너지를 생산하기 위해서는 갑상선호르
몬이 필요하기 때문이다. 일이 많아지면 조직의 역량을 강화하기 때문
이다. 더 많은 호르몬을 생산하기 위해 혈액의 공급을 더 늘리고 분비
선은 부풀어오른다. 그래서 과열된 조직은 염증을 일으키기까지 한다.
일반적으로 충분한 휴식을 취하고 나면 갑상선의 염증은 저절로 해소
되는 경우가 많다. 일이 줄어들면 정상적인 세포주기를 따르기 때문이
다.

갑상선에 나타나는 대표적인 질환은 갑상선호르몬의 분비 장애인
데, 갑상선호르몬이 아주 많이 분비되는 갑상선기능항진증과 갑상선
호르몬의 분비가 줄어드는 갑상선기능저하증이 그것이다.

갑상선호르몬은 인체의 모든 에너지 대사에 키의 역할을 한다고 했다. 따라서 갑상선호르몬의 양이 증가하면 인체의 대사량이 증가한다. 이로 인해 우리 몸의 열 생산이 많아지고 몸이 따뜻해지는 것인데, 이때 높아진 열을 식히기 위해 땀이 난다. 이와 더불어 마음은 급하고 분주해지고, 식욕은 증가하지만 체중은 줄어든다. 심한 경우 한 달 사이에 3~4킬로그램 이상까지 빠지기도 한다. 심장은 더욱 빨리 뛰어 맥박이 빨라지고 가슴이 두근거리며 부정맥이 생겨 맥이 불규칙해지기도 한다.

또한 피부는 따뜻하고 습해지며, 목은 이물감이나 통증을 느끼기도 한다. 그래서 신경이 예민해지고 불안해지며 늘 피로를 느낀다. 심하면 잠을 잘 못 자고, 손이 떨리며, 팔다리의 힘이 약해지고 나아가 마비 증세가 나타나기도 한다. 여성의 경우 생리 주기가 불규칙해지며, 양이 감소하거나 생리가 중단되기도 한다. 갑상선이 있는 목 앞쪽이 튀어나오거나 심한 경우 눈이 튀어나오는 수도 있다.

사실 이러한 증상을 자세히 살펴보면 교감신경이 과항진된 상황에서의 증상과 똑같이 나타나는 것을 알 수 있다. 교감신경이 자극되면 갑상선호르몬의 분비 역시 증가하기 때문에 결과가 같이 나타나는 것이다. 대개 한방적 치료는 청열 해독하는 방법을 사용하고, 양방에서는 항갑상선제를 사용하거나 갑상선을 제거하는 수술요법을 사용한다.

일반적으로 갑상선기능항진증의 경우 하루아침에 갑자기 발병하는 경우는 드물다. 쉬지 않고 계속되는 업무, 노동, 운동 그리고 심각한 스트레스 상황이 장기간 지속되는 경우 또는 채워지지 않은 욕망으로 노심초사하는 마음이 지속되는 경우에만 갑상선의 이상은 발생한다. 우리 몸속의 선조직^{분비조직}은 대부분 스트레스에 취약하다. 과도한 스트레스는 교감신경의 과흥분을 불러오고 교감신경의 흥분은 분비선을 말리고 염증을 증가시킨다. 그러므로 갑상선기능 조절은 약물 사용에 앞서 무엇보다 마음의 상태를 안정시키는 감정 조절과 휴식이 가장 필요하다.

갑상선기능저하증은 대부분 갑상선기능항진증 후에 나타나는데, 이 역시 당뇨병과 거의 같은 수순을 밟는다. 처음에는 엄청나게 많은 갑상선호르몬이 계속 생산되어 분비되지만 시간이 흐를수록 갑상선도 지치게 되어 더 이상 갑상선호르몬을 만들어 내지 못하게 된다. 갑상선호르몬이 분비되지 않으면 사람의 몸은 기능 저하에 빠져 기능이 항진되었을 때의 정반대 현상이 나타난다. 몸이 차가워지고 기운도 없어지고 혈액이 순환할 힘조차 없어져 부종이 오는 것이 그것이다. 이는 한증^{寒症}의 전형적인 양상이라고 할 수 있다.

일반적인 증상으로 기력이 감퇴하고 추위를 몹시 타며 탈모 증세도 나타나는데, 남성은 성욕 감퇴, 여성은 월경불순이 많다. 또한 피로 및 허약감, 권태감, 체중 증가, 변비, 식욕 감퇴, 감각 이상, 목쉼, 탈모, 빈혈, 피부가 거칠어지거나 노란색을 띠며, 목 부위가 부어오른다.

요즘은 갑상선호르몬이 약물로 나와 있으므로 갑상선호르몬을 복용하면 어느 정도 선까지의 회복은 가능하다. 하지만 이 역시 혈액순환이 살아 있을 경우의 이야기이다. 혈액순환이 원활하지 못한 상황에서는 아무리 좋은 약을 사용하더라도 소기의 목적을 달성하기가 어렵다. 갑상선호르몬을 복용하는 분들의 말을 들어보면 실제 약^{갑상선호르몬제제}이 몸에서 나오는 호르몬의 작용처럼 꼭 그렇게 몸을 유지해 주지는 못하는 것 같다. 따라서 약물 복용과 함께 순환을 살리기 위해 꾸준한 운동과 온천욕, 반신욕과 같은 온열요법 등이 반드시 필요한 이유가 바로 여기에 있는 것이다. 더불어 즐겁고 기쁘고 행복한 감정, 긍정적인 생각, 웃음, 충분한 휴식 등이 이 순환을 완성한다는 것을 잊어서는 안 된다.

당신의 눈도 휴가가 필요하다

- 안구건조증 -

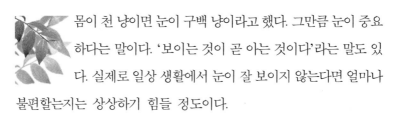몸이 천 냥이면 눈이 구백 냥이라고 했다. 그만큼 눈이 중요하다는 말이다. '보이는 것이 곧 아는 것이다'라는 말도 있다. 실제로 일상 생활에서 눈이 잘 보이지 않는다면 얼마나 불편할는지는 상상하기 힘들 정도이다.

눈과 카메라의 렌즈는 닮은 점이 많다. 카메라의 렌즈를 통과한 빛이 필름의 면과 망막에 상을 맺는 원리는 같다. 요즘 인기를 누리는 디지털 카메라는 사람과 더욱 흡사한 메커니즘으로 작동한다. 렌즈를 통과한 빛이 디지털 촬상 소자면에 상을 만들면 이것이 전기 신호로 변환되어 CPU를 통해 부호화되고, 메모리에 저장된다. 이렇게 저장된 정보는 다시 카메라나 컴퓨터의 CPU를 통해 해석되고 LCD나 컴퓨터의 모니터를 통해 이미지화되는 과정을 거친다. 이는 사람의 눈이 물체를 보는

과정에서 시신경을 통해 정보를 부호화하고 대뇌에서 이를 해석해 이미지로 인식하고 처리하는 것과 거의 유사하다.

요즘의 디지털 카메라는 점점 선명해지고 있다. 촬상 소자의 화소수는 천만을 훌쩍 넘어 눈으로 보는 것보다 사진으로 찍어 확대하면 더 잘 보일 때가 많다. 또한 감도도 좋아져 어두운 밤에도 밝고 선명한 사진을 제공한다. 반면 사람들의 눈은 어떤가? 날이 갈수록 사람들의 시력은 약해지고 안경 낀 사람이 늘어나고 있다. 초등학교 1학년 교실만 가면 벌써 안경 낀 아이들이 보이기 시작한다. 그 어느 때보다도 사람의 눈은 혹사당하는 것이다.

50~60년 전을 생각해 보자. 텔레비전도 없고 전기 에너지도 풍부하지 못하던 시절, 그야말로 해가 지면 할 일이 없었다. 호롱불이나 백열등 아래서 그리 많은 일을 하지는 못했다. 하지만 지금은 어떤가? 낮보다 밤이 더 밝을 정도이다. 하루종일 컴퓨터의 모니터와 씨름하다 집으로 돌아오면 텔레비전을 시청하며 온 밤을 지샌다. 어두워서 못할 일이 없다. 오히려 어두우면 불안해한다. 밝다는 것을 안다는 것은 눈이 일^{노동}을 하고 있다는 것을 말한다.

얼마 전 백내장으로 수술하신 할머니 한 분이 눈에 살^{식육}이 자라 눈동자를 조금씩 덮고 있고, 또 늘 건조하고 충혈되고 아프다면. 찾아오셨다. 그래서 '할머니 텔레비전 많이 보시나요?'라고 여쭈어 봤더니, 소일거리가 없어 저녁 늦게까지 텔레비전 보는 것이 일이라고 말씀하신다. 그래서 '눈이 아플 때는 텔레비전을 많이 보지 마세요'라고 했더니, 할머니께서 '우리 텔레비전은 벽걸이라 괜찮아'라고 하신다. 하지만 눈은 광량을 많이 받을수록 피로도도 증가한다. 막연히 '첨단제품이라 눈에도 좋을 것이라는 선입견을 누구나 가질 수 있겠다' 하는 생각이 들었다. 컴퓨터 모니터도 점점 그 크기가 커지고 텔레비전도 점점 대형화되고 있다. 화면이 커지고 밝아질수록 눈은 점점 힘이 들게 된다. 감동은 텔레비전 크기와 함께 커질지 모르지만 눈은 텔레비전 크기가 커질수록 지쳐간다.

팔씨름할 때를 생각해 보자. 팔에 힘을 주는 순간 목에서부터 팔까지 핏줄이 시퍼렇게 서는 것을 보았을 것이다. 우리 몸의 어느 부분이 일을 한다는 것은 피가 더 흐른다는 것을 의미한다. 목수가 망치질을 열심히 하면 팔로 흐르는 혈액의 양의 증가한다. 수험생이 공부를 열심히 하면 뇌로 흐르는 혈액의 양이 당연히 증가한다. 눈도 마찬가지이다. 눈을 열심히 사용하면 눈으로 흐르는 혈액의 양이 증가한다. 혈관은 고정된 것이 아니다. 큰 동맥과 정맥은 고정되어 있지만 모세혈관들은 늘 자라고 사라지기를 반복한다. 눈이 일을 많이 하면 눈으로 흐르는 혈액의 양은 증가하고 모세혈관은 자라난다. 그래서 충혈이 되고 핏대가 선다. 혈관이 자라는 것이 지나치면 살이 자라 수정체를 덮기도 한다. 혈액이 너무 많이 흐르면 동공의 압력이 증가하여 녹내장이 생기기도 한다.

일을 너무 많이 하면 노폐물이 쌓이고 수정체가 흐려지기도 한다. 백내장이 발생하는 것이다. 카메라 렌즈와 사람 눈의 다른 점은 카메라 렌즈는 딱딱한 상태로 고정되어 크기가 변하지 않는 데 반해 사람의 눈은 크기가 변한다는 사실이다. 사람의 눈 속은 물로 가득 차 있다.

그렇기 때문에 압력이 증가하면 눈동자의 크기가 커진다. 눈동자의 크기가 커지면 초점이 맞지 않을 뿐만 아니라 통증도 생기고 심지어는 망막박리까지도 초래할 수 있다. 당뇨병의 합병증으로 안과질환이 많이 발생하는 이유는 눈에 있는 미세한 혈관들이 막히고 염증이 생기기 때문이다.

요컨대 눈에서의 혈액순환도 중요하다. 피곤할 때의 눈은 딱딱하고 튀어나와 있다. 반면 건강할 때의 눈은 부드럽고 작다.

또 하나 중요한 것은 눈을 움직이는 근육이다. 눈은 그냥 박혀 있는 것이 아니라 몇 개의 근육에 매달려 있다. 그래서 근육의 움직임에 의해 좌우로 상하로 움직이고 눈동자 돌리기가 가능한 것이다. 그런데 안구건조증이나 눈에 이상이 있는 분들에게 눈동자 돌리기를 시켜보면 잘되지 않는 경우가 많다. '눈동자를 시계 방향으로 돌려보세요'라고 하면 그저 오른쪽으로 움찔하는 정도만 움직이는 분도 있다. 눈을 감싸는 근육이 굳어 있기 때문이다. 눈이 부어 있는 경우에는 그 정도가 더욱 심해진다. 이런 현상은 주로 시야를 고정하고 생활하는 사람들에게 많이 생긴다. 하루종일 컴퓨터의 모니터만 쳐다보는 경우, 텔레비전 시청을 장시간 하는 경우가 대표격이지만 운전을 많이 하는 경우에도 발생한다.

눈은 뇌의 연장선이다. 뇌에서 머리 밖으로 튀어나온 뇌의 일부이다. 눈이 부어 있다는 것은 뇌도 부어 있다는 것을 뜻한다. 그만큼 몸이 스트레스를 받고 있거나 긴장되어 있거나 피곤하다는 의미이다. 스트레스를 받아 몸이 긴장되면 교감신경이 항진되고 감각기의 과항진도 함께 이루어진다. 그래서 교감신경항진에 의한 질환에 안구건조나 충혈이 항상 동반되는 것이다.

따라서 이제부터 눈을 좀 쉬게 해 주자. 눈을 쉬게 하는 가장 좋은 방법은 눈을 감는 것이다(?). 하루 15분 정도 아무것도 하지 말고 의자에 앉아 눈을 감고 휴식을 취해 보자.

눈동자 굴리기도 매일 해 보자^{이경규 씨 생각이 나는군요}. 운동을 하면 근육이 움직이고 근육이 움직이면 혈액이 순환하는 것처럼 눈도 운동을 해야 혈액의 흐름이 좋아진다. 눈동자를 상하 좌우로 움직이고 시계 방향으로 돌리고 반시계 방향으로 돌리는 연습을 해 보자. 속독을 배워 본 분들은 잘 알 것이다. 학창시절을 생각하면서 오늘부터 눈 운동을 열심히 해 보자. 눈의 휴식은 뇌의 휴식을 가져오고 지나친 긴장감을 풀어주는 열쇠가 된다.

교감신경의 과흥분은 감각기를 예민하게 만든다고 했다. 긴장과 스트레스는 눈의 기능을 흥분시킨다. 눈을 부릅뜨고 위험을 감지하기 위해서이다. 먼 옛날 우리 조상이 초원에서 살았을 때 이 능력은 아마 생존에 필수적이었을 것이다. 하지만 교감신경의 과흥분은 눈의 기능을 과흥분시킬 뿐만 아니라 점막을 말리는 부작용을 낳는다. 말하자면 부교감신경의 지배를 받는 눈물샘이 말라버리는 것이다. 그래서 눈은 붉게 충혈 되고 따갑고 시려운 것이다. 따라서 안구건조증의 치료에도 교감신경의 흥분을 감소시키는 것이 아주 중요하다.

하얗고 깨끗한 피부, 자율신경과 상의하세요

- 피부 미백과 안면홍조 -

여성이라면 누구나 새하얀 피부를 원한다. 심지어는 창백해 보이기까지 한 피부를 부러워하기도 한다. 피부의 색이 사람마다 각기 다른 이유는 무엇일까? 첫 번째 이유는 유전적인 영향이다. 그래서 인종에 따라 피부색이 다르다. 같은 인종이라도 사는 환경에 따라 조금씩 다르고, 가계에 따라 또 달라진다.

멜라닌 색소가 아주 많은 아프리카계 흑인은 피부색이 검다. 멜라닌 색소가 아주 적은 유럽 인종은 피부가 백색이다. 멜라닌 색소가 적당히 분포된 아시아인들은 피부가 구릿빛이다. 이러한 차이는 멜라닌 색소를 만드는 멜라닌 세포의 수에서 차이가 나는 것이 아니다. 단지 색소를 받아들이는 수용체의 민감도가 다르기 때문이다. 이렇게 피부색은 원칙적으로 유전에 의해 결정된다.

그래서 피부색을 바꾸는 일은 의학적으로 쉽지 않다. 비록 마이클 잭슨이 여러 차례의 수술 끝에 피부가 희어지긴 했지만 많은 부작용을 안고 있는 것도 사실이다. 그런가 하면 피부의 일부가 색소를 잃어버리는 백반증으로 고생하는 사람도 늘고 있다. 이렇게 피부의 색을 결정하는 멜라닌 색소의 양에 의해 나타나는 증상들은 대개 유전적이거나 원인이 불명확하여 아직 그 치료가 거의 이루어지지 않는다 해도 과언이 아니다.

하지만 지금 여기서 이야기하는 안면홍조나 피부 미백의 경우는 이야기가 완전히 다르다. 얼굴색이 예전보다 검다든지 탁하다든지, 기미가 낀다든지, 얼굴이 자꾸만 붉어진다든지, 여드름과 뾰루지가 그칠 날이 없다든지 하는 것은 모두 혈액순환과 깊은 관련을 가지고 있다. 얼굴이 창백하다는 것은 얼굴 피부 아래로 흐르는 혈액의 양이 적다는 것을 말한다. 반대로 얼굴이 붉다는 것은 얼굴 피부 아래로 흐르는 혈액의 양이 아주 많다는 것을 말한다. 또한 얼굴색이 검거나 탁하다는 것은 피부 아래로 영양 공급이 잘되고 있지 않음을 말한다.

우리가 신경질을 내거나 화를 낼 때 얼굴이 붉어지는 이유는 스트레스로 인하여 심장의 박동이 증가하고 두면^{머리와 얼굴}으로 흐르는 혈액의 양이 증가하기 때문이다. '뚜껑 열린다' '열 받는다^{머리에서 김이 난다}, '폭발 일보 직전이다' 등의 표현이 모두 머리와 얼굴로의 혈액순환이 증가함으로써 열이 발생하고 혈관이 확장된 상태를 표현한 말이다. 이렇게 혈액순환량이 증가하면 열이 발생한다.

우리 몸을 36.5도로 일정하게 유지하는 가장 중요한 수단은 혈액의 흐름이다. 36.5도의 혈액이 보일러처럼 우리 몸을 순환함으로써 체온을 유지한다. 하지만 이 혈액이 과도하게 많이 흐르는 곳은 열이 발생한다. 얼굴도 마찬가지이다. 혈액의 흐름이 증가하면 얼굴에 열이 나게 되고 얼굴빛은 붉어지고^{홍조}, 염증이 증가하고^{여드름이나 뾰루지 증가}, 두통이나 구갈^{입이 마름}이 발생하고, 눈이 충혈되고 건조해지고^{안구건조}, 심지어는 불면증도 생긴다. 이렇게 해서 안면홍조도 발생한다. 그렇다면 안면홍조를 치료하는 방법은 자명해진다. 두면으로 흐르는 과도한 혈액의 양을 줄여주면 된다. 그 방법은 다음과 같다.

첫째, 스트레스를 줄인다. 스트레스에 의한 교감신경의 항진은 두면부의 혈액순환량을 증가시키기 때문이다.

둘째, 운동량을 늘린다. 특히 하체 단련은 혈액순환량을 하지에 집중시킴으로써 두면부의 혈액순환량을 줄여준다. 또한 운동은 혈액의 정화에도 도움을 준다.

셋째, 목욕^{온천욕}을 한다. 반신욕이 도움이 된다. 반신욕을 함으로써 가슴 이하의 혈관을 확장시키고, 혈액순환량을 늘려줌으로써 두면부의 혈액순환량을 줄여준다.

넷째, 술과 커피는 안면홍조를 야기하고 피부 미백을 방해하는 가장 강력한 원인 인자이다. 무조건 끊는 것이 좋다.

다섯째, 수분 섭취를 늘린다. 과일과 채소의 섭취도 늘리는 것이 좋다.

여섯째, 인스턴트 식품을 삼간다. 특히 라면과 과자는 좋지 않다. 맵고 짠 음식도 피해야 한다.

일곱째, 지방 섭취를 줄인다.

여덟째, 충분한 수면을 취한다. 피부세포의 재생은 잠자는 동안 진행되기 때문이다.

아홉째, 명상을 한다. 명상은 몸의 긴장을 풀어주고 몸을 이완시킨다. 몸이 이완되면 부교감신경계의 순환이 좋아지고 안면부의 혈액순환량이 감소하고 피부 재생이 활발해지고 모세혈관의 과도한 성장을 억제하게 된다. 결과적으로 맑고 흰 피부를 유지해 준다.

희고 티 없는 피부를 갖는 것은 모든 여성들의 꿈이다. 그래서 피부미백을 위해 많은 여성들이 '필링'과 각종 영양 크림 · 노화 방지 크림 등 '화장품'에 어마어마한 돈을 쏟아붓고 있다.

사람의 피부는 자란다. 약 2주에서 6주 정도의 주기로 새로운 피부가 자라 올라온다. 즉 어제의 피부는 오늘의 피부가 아닌 것이다. 또한 피부의 색을 결정하는 것은 앞에서 말한 유전적 소인을 제외하고 혈관의 분포와 혈액의 순환량에 의해서 결정된다. 얼굴의 피하에는 많은 실핏줄이 분포해 있다. 이 실핏줄^{모세혈관}에 혈액의 공급이 많아지면, 즉 열을 받거나 화를 내거나 부끄러운 상황이거나 해서 혈액의 공급이 많아지면 얼굴이 붉어지는데, 이러한 긴장 상태^{교감신경의 홍분상태}가 지속적이거나 체질적으로 굳어지면 '안면홍조'라는 질병으로 이어진다.

필링이라는 치료법이 있다. 이는 피부의 일부분을 깎아내어 피부색을 희게 혹은 맑게 보이고자 하는 것이다. 그런데 피부의 각질 일부를 깎아내면 그 당시 잠시는 피부가 좋아지는 것처럼 보일지 모르지만 이것은 일종의 상처를 내는 것이므로 피부는 다시 자라나야 하고 또 상처를 치유하기 위해 백혈구가 모이고 혈관이 자라나게 된다. 그래서 필링을 반복하게 되면 백혈구 침윤에 의해 여드름이나 뾰루지가 증가하기도 하고 혈관이 전보다 더 많이 자라게 되는 결과를 낳을 수 있다. 이런 현상은 레이저를 통해 혈관을 태워 없애는 치료법에서도 나타난다. 레이저로 얼굴 피하의 혈관을 태워 없애버리면 당연히 얼굴이 희게 보인다, 혈관이 없으므로. 하지만 혈관은 항상 자란다. 혈관이 자라지 않는다면 죽은 사람이다. 그런데 없어진 혈관을 보충하기 위해 혈관이 자랄 때는 처음보다 더욱 무질서하고 더 크게 나타남이 문제가 된다. 순간의 만족이 장기적으로 피부를 더욱 망치는 결과를 초래할 수 있는 것이다.

여러 가지 화장품이 피부 치료에 도움이 된다. 하지만 이것도 근본적인 치료법이 되지는 못한다. 왜냐하면 사람의 피부는 살아 있기 때문이다. 죽은 동물의 가죽은 여러 가지 영양 크림과 왁스로 칠을 하면 그 상태를 오래 보존할 수 있다. 하지만 사람의 피부는 다르다. 자라기 때문이다. 최상부의 각질은 떨어져 나가고 아래에서 새로운 피부 세포가 자라서 올라온다. 그래서 외부에서 영양을 아무리 공급하더라도 혈액순환에 문제가 발생하면 피부는 갈라지고 변색되고 염증을 일으킨다. 오히려 내부의 혈액순환에 문제가 있을 때 지방을 함유한 화장품의 과다한 도포는 혈액의 순환을 방해하여 상태를 악화시키기도 한다.

결론적으로 말해 피부 미백과 안면홍조의 문제는 피부 내부의 혈액순환량과 모세혈관 분포 그리고 내부 영양 순환^{피하의 영양공급과 노폐물 배설}에 의해 좌우된다. 따라서 안면홍조의 치료를 위해 모세혈관의 증식을 억제하고 피하 혈액의 순환량을 조절해야 하는 것이다. 피부 미백도 마찬가지이다. 피하의 혈액순환과 노폐물의 배설이 혈액을 통해 원활하게 이루어져야만 피부는 맑고 깨끗하게 유지될 수 있다. 교감신경이 항진된 상태에서는 두 가지 모두 이룰 수 없는 꿈과 같다. 그래서 자율신경의 조절이 필요하고, 원하는 곳에 원하는 양의 혈액 흐름을 만들어 낼 수 있을 때 비로소 소기의 목적을 달성할 수 있는 것이다.

안녕! 에스트로겐이 부르는 갱년기 장애

갱년기 장애를 겪는 여성의 가장 큰 고민도 역시 안면홍조
이다. 여성호르몬인 에스트로겐의 부족이 갱년기 장애의
가장 큰 원인이라는 것은 누구나 알고 있는 사실이다. 하지
만 갱년기 장애가 꼭 에스트로겐 하나만의 문제는 아니다. 에스트로겐
과 프로게스테론의 적절한 조화가 더욱 중요하다는 것이 최근의 이론
이다.

앞서 말한 안면홍조와 갱년기 장애의 안면홍조는 그 원인이 완전히
다르다. 그러나 나타나는 증상은 거의 같다. 열이 훅 오르고 그 열을
식히기 위해 땀이 난다.

단순히 갱년기 장애를 치료하기 위해 에스트로겐 호르몬 요법을
사용하고자 할 때는 큰 부작용을 감수해야만 한다. 에스트로겐의 가장

보편적인 작용이 세포의 증식이기 때문에 에스트로겐이 작용한 세포는 모두 과다 증식하는 경향이 있다. 그래서 에스트로겐 호르몬 요법은 유방암과 자궁암 등을 증가시킨다. 에스트로겐과 프로게스테론은 모두 스테로이드 호르몬이다. 그리고 이 두 스테로이드 호르몬의 주원료는 콜레스테롤이다. 뇌하수체 전엽에서 성선자극호르몬이 분비되면 간에서 콜레스테롤이 다량 분비되고 이 콜레스테롤을 원료로 난소에서 에스트로겐과 프로게스테론을 합성한다.

요컨대 갱년기 장애가 나타난다는 것은 뇌하수체 - 간 - 난소의 호르몬 축에 이상이 발생했음을 이야기한다. 호르몬을 싣고 운반하는 혈액의 순환에 이상이 있음을 말하고, 호르몬의 양을 조절하는 간 기능에 이상이 있음을 말한다.

사람의 몸에는 자동조절장치가 아주 잘 발달되어 있다.

의사가 환자의 질병을 치료하기 위해 많은 약물을 사용하고 있지만 사실 정확한 기전을 가지고 딱 맞는 치료를 해내는 경우는 드물다. 오히려 시간을 충분히 가지고 기다려주기만 하면 우리 몸은 저절로 자신의 생명력을 정상으로 돌려놓는다. 자율신경의 조절은 이 자연치유력을 극대화하는 데 초점을 맞춘다. 간에서의 콜레스테롤 대사를 원활히 하기 위해 이담작용을 촉진한다든지 부교감신경을 활성화함으로써 난소와 자궁의 기능을 정상화한다든지 혈액순환을 원활히 하기 위해 이뇨작용을 촉진한다든지 하는 인체의 정상적인 기능을 보완하는 치료법을 시행한 후 몸이 제자리로 돌아갈 때까지 기다리는 것이 그것이다.

갱년기 장애의 여러 증상은 자율신경실조 상태의 교감신경 과흥분과 유사한 증상을 보이는 경우가 많다. 불안하고 초조해하고 불면증이 온다든지 안면홍조와 소화불량, 만성피로가 오는 것이 그것이다.

그래서 자율신경의 조절이 갱년기 장애의 여러 증상들을 예방하고 치료하는 데 많은 도움을 준다.

비아그라는 만병통치약이다?

- 전립선염과 성기능장애 -

전립선염으로 고생하는 남성이 의외로 많다. 생리통으로 고생하는 여성의 수와 거의 맞먹는다고 해도 과언이 아니다. 전립선염을 고치기 위해 전국의 유명하다는 비뇨기과와 한의원을 순례하는 사람들이 많으니 말이다. 남성들의 남모를 애환이 바로 이 전립선염이다.

전립선염을 앓고 있는 많은 사람들이 우울증이나 공포증 같은 신경성질환을 동시에 가지고 있고, 또한 위장병이나 과민성대장증후군이나 염증성장질환 같은 대장병을 함께 가지고 있다. 염증을 치료하기 위해 소염제를 장기 복용했기 때문에 위장관이 망가진 이유도 있겠지만, 전립선 자체가 분비선으로 자율신경의 조절을 받기 때문이다. 그래서 자율신경의 조절 이상에 의해서 위장관과 함께 분비선으로 된 전립선에 이상이 발생하는 것이다. 부교감신경계가 약화되면 혹은 반대로 교감신경계의 기능이 과하게 항진된 상태에서는 모든 분비선의 기능이 약해진다. 간의 해독작용이 약해지고, 위장관의 혈액순환도 나빠지고, 위염이나 장염 등이 발생한다. 또한 위장관의 점막은 분비기능이 약해지고 부종 상태에 빠진다. 이때 전립선의 분비기능도 나빠지고 염증이 발생하고 부어오른다. 술을 많이 마시거나 간 기능이 좋지 않은 사람 혹은 위염이 있거나 과민성대장증상^{변이 묽어지고 잔변감이 생기고 배변 횟수가 증가}이 있는 사람의 경우에도 어김없이 빈뇨나 잔뇨 혹은 전립선 이상이 동반되는 경우가 많다.

그런가 하면 과민성대장증후군이나 위장병을 치료하는 과정에서 예상치 않게 전립선염이 좋아지는 경우가 많다. 그 이유는 앞에서 말한 분비선의 기능 때문이다. 이렇게 과민성대장을 치료하다 전립선이 좋아지는 경우와 전립선을 치료하다 과민성대장이 좋아지는 경우가 흔하게 나타나는 이유는 이들이 모두 자율신경의 조절을 받기 때문이다.

대개 몸에 이상이 생기면 그 상처 부위에는 염증과 부종이 발생한다. 과민성대장인 경우에도 대장의 점막이 부어오른다. 전립선염의 경우도 마찬가지이다. 정도의 차이는 있지만 전립선 전체가 부어오른다. 이때 교감신경계의 과흥분은 점막의 분비를 더욱 어렵게 하고 염증을 조장하고 혈액순환을 막는다. 그래서 분비선은 더 부어오르고 염증을 일으키고 분비물은 줄어든다. 요컨대 전립선의 치료 역시 교감신경의 과흥분을 억제하는 것이 중요하다.

전립선염을 악화시키는 또 다른 요인 두 가지가 있다. 그것은 술과 커피이다. 술은 염증을 조장하므로 전립선염을 악화시킨다. 커피는 아직 정확한 이유는 알 수 없으나 전립선염을 악화시키고 잔뇨감을 증가시킨다. 필자는 커피만 끊어도 금방 잔뇨감이 좋아지는 환자들을 많이 보았다. 커피의 카페인이 교감신경계를 과도하게 자극하기 때문이다.

비아그라와 시알리스가 공전의 히트를 치면서 다국적 제약회사들이 세계의 고개 숙인 남성들로부터 돈을 끌어 모으고 있다. 두 약이 대단한 것만은 사실이지만 전립선염 환자들에게는 그림의 떡일 수밖에 없다. 약효가 남들 같지 않기 때문이다. 발기는 부교감신경의 지배를 받는다. 부교감신경의 작용이 증가하면 복강 내의 혈액순환량이 늘어나고 페니스로의 혈액 공급이 늘어나 발기가 일어난다. 부교감신경이 약화된 상황에서 전립선염 환자의 발기력이 좋지 않은 이유가 여기에 있다. 반면 사정은 교감신경의 지배를 받는다. 충분히 흥분되어 절정에 달하면 교감신경의 스위치가 켜지고 비로소 사정이라는 과정이 이루어진다. 하지만 교감신경이 일상적으로 과흥분된 상태에 있는 전립선염 환자의 경우 몸은 늘 긴장 상태에 있기 마련이다. 그래서 그들의 몸은 성행위의 시작과 동시에 흥분되고 발사 단추를 누르고 만다.

자율신경의 조절을 통해 전립선과 방광 주변 점막의 부종이 빠지고 나면 사정은 달라진다. 부교감신경이 우위에 놓이게 된 생식기관은 그 정상적인 기능을 발휘하기 시작한다. 혈액은 충분히 공급되고, 너무 쉽게 흥분되지도 않는다. 아무리 좋은 약도 주변 환경이 받쳐주어야 그 효력이 배가 되는 법이다. 발기불능과 조루 치료에 가장 도움이 되는 또 다른 한 가지는 운동이다. 역사적으로 모든 실험에서 운동은 성기능을 향상시킨다는 결과들을 보여주고 있다. 충분한 하체 운동은 발기력을 향상시키고 조루를 치료하고 만족스런 성생활을 위한 기본 중의 기본이다.

XX 염색체만의 독특한 질병

- 생리통과 유방질환 -

여성은 남성보다 위대하다. 여성과 남성의 차이는 성염색체에서부터 시작된다. 여성은 XX 성염색체를 가지고 남성은 XY 성염색체를 가진다. 사람은 23개의 염색체를 한 쌍씩 가지고 있다. 그래서 하나의 염색체에서 유전적 결함이 생기면 나머지 염색체에서 보완을 한다. 그런데 성염색체는 조금 다르다. 여성의 경우 같은 X염색체 두 개를 가지고 있으므로 상호 보완이 가능하다. 하지만 남성의 경우에는 하나의 X염색체와 하나의 Y염색체를 가지므로 상호 보완이 불가능하다. 그래서 남성만이 가지는 유전질환이 생겨나는 것이다. 혈우병과 근이영양증^{근육병} 그리고 적록색맹이 가장 대표적인 X염색체의 이상에 의한 질환이다. 남성의 경우 X염색체가 하나뿐이기 때문에 엄마에게서 받은 X염색체에 이상이 있을 경우 그것을 보완할 방법이 없다.

X염색체와 Y염색체는 유전자의 수에서도 차이가 난다. X염색체는 그 크기가 다른 22쌍의 염색체 중에서도 가장 큰 축에 속한다. 그리고 그 내부에 약 6,000개의 유전자를 가지고 있다. 인간의 유전자 전체의 수가 약 3만에서 5만 개 정도이니 X염색체의 유전자의 수는 상당히 많은 편이다. 이에 비해 Y염색체는 그 크기가 아주 작다. X염색체에 비해 약 1/6 정도의 크기밖에 되지 않는다. 그리고 Y염색체가 가지고 있는 유전자의 수도 얼마 되지 않아 약 30개 정도를 헤아린다. Y염색체는 아마도 사라져 가고 있는 염색체인지도 모른다.

X염색체 속에는 사람의 생존에 꼭 필요한 많은 유전자들이 들어 있다. 특히 지능에 관련된 유전자도 많다. 그래서 아이들의 지능은 엄마 쪽을 많이 닮나보다.

아들의 경우에는 엄마에게서만 X염색체를 받기 때문에 특히 엄마를 많이 닮게 된다. 반대로 딸의 경우에는 엄마와 아빠에게서 하나씩 두 개의 X염색체를 받아 혼합하므로 비교적 골고루 닮게 된다. 그래서 '아들은 엄마 아들'인 것이다.

Y염색체에는 아주 중요한 한 가지 역할이 있다. 바로 성별을 결정하는 것이다. Y염색체 속에 들어 있는 sry 유전자의 작용에 의해서 태아의 고환^{정소}이 만들어지고 남자 아이로 태어나는 것이다. 반대로 Y염색체가 없는 여성의 경우에는 sry 유전자가 없으므로 자동적으로 난소가 만들어지고 여성으로 태어나는 것이다.

그래서 헬렌피셔는 여성을 '제1의 성'으로 규정한다. Y염색체의 작

용이 없다면 인간은 모두 여성으로 태어나기 때문이다. 태아의 성세포
는 자동적으로 여성이 되도록 프로그램되어 있다. 단지 Y염색체 속의
sry 유전자의 출현이 있을 때만 고환이 만들어지는 것이다. 따라서 Y염
색체를 가지고 있더라도 sry 유전자에 이상이 생기면 XY염색체를 가진
여성이 태어나는 것이다.

요컨대 Y염색체는 사람의 성별을 결정하고 X염색체는 사람의 생명
을 결정한다. 이와 같이 탄생한 여성은 자궁과 유방이라는 남성에게는
없는 구조를 가진다. 여성의 위대함은 어머니의 위대함과 같다. 모든
사람을 낳아 기르기 때문이다.

살펴본 바와 같이 참으로 위대한 여성들에게도 남모를 고통이 있다.
아이를 낳아 기르기 위해 평생을 준비하고 있는 자궁을 가지고 있기
때문이다. 자궁은 아이를 기르기 위해 매달 준비를 한다. 난자와 정자
가 만나 수정란을 만들면 이를 기르기 위해 준비한다. 매달 자궁벽을
임신에 적합하도록 기른다. 혈관을 기르고 자궁벽에 영양분을 비축한
다. 하지만 임신에 실패하면 한 달 동안 길렀던 혈관들을 모두 털어
내고 다시 시작한다. 이렇게 반복되는 주기에 의해서 여성만의 독특한
질병이 발생한다. 그것이 생리통이고 자궁근종이고 유방질환이다.

자궁의 벽이 떨어져 나갈 때 자궁은 수축한다. 자궁은 평활근으로
이루어진 근육 주머니이다. 이 근육이 수축을 한다. 그런데 근육이
경직되어 있거나 혈액순환이 원활하지 못하면 통증이 생긴다. 혈관이
떨어져 나가면서 통증이 생기는 것이다. 자궁은 매달 자란다. 그래서
영양의 공급이 중요하다. 자궁은 매달 파괴된다. 그래서 노폐물의 처리

가 중요한 것이다. 이 주기가 원활하게 이루어지지 못하면 자궁은 병을 앓게 된다.

자궁벽은 분비조직이다. 자궁은 내막을 통해 숨을 쉬고 물과 염분과 다른 화합물을 흡수한다. 또 많은 양의 점액을 분비하는데, 그 속에는 백혈구도 포함되어 있고 유산균도 서식한다. 자궁은 또한 내분비기관이다. 자궁내막은 프로스타글란딘^{prostaglandin}을 분비하여 혈관의 상태를 개선하고 베타엔돌핀과 디노르핀^{dynorphin}을 합성한다. 이들은 자연적인 통증 제어 물질이다. 자궁은 신경조직들처럼 많은 진통 물질을 만들어 낸다. 그래서 사랑 받는 자궁은 건강한 몸을 만들어주는 것이다.

수많은 분비조직으로 이루어진 자궁은 스트레스의 영향을 아주 많이 받게 된다. 교감신경계가 과항진을 하게 되면 분비선은 말라버린다. 또 평활근은 경직되고 운동이 둔해진다. 그래서 혈액순환이 나빠지는 것이다. 순환이 나빠지고 경직된 자궁은 통증을 유발한다.

예전에는 생리통이나 자궁암이나 유방암에 대한 걱정이 별로 없었다. 평균 수명이 짧았던 이유도 있지만 지금보다 초경이 훨씬 늦었고 또 많은 자손을 낳아 기르다보니 생리를 하는 기간도 짧았기 때문이다.

자궁과 유방의 질환은 대개 에스트로겐과 밀접한 관련이 있다. 에스트로겐은 세포 성장을 촉진한다. 그래서 매달 자궁벽이 자라고 떨어져 나가기를 반복할 때 유방의 세포들도 함께 자라기를 반복하는 것이다. 이때 유방의 질병들이 함께 생긴다.

항상 혈액순환이 가장 중요하다. 순환이 잘 되면 병은 생겨날 수가 없다. 비만도 피해야 한다. 지방조직은 더 많은 에스트로겐을 분비하기 때문이다. 피임약의 장복도 피해야 한다. 호르몬 요법은 신중히 생각해야 한다. 스트레스의 조절이 중요하다. 스트레스는 모든 분비조직과 평활근소화기관·생식기관의 근육을 병들게 한다. 무엇보다 자궁과 유방은 사랑 받기를 원한다. 사랑 받는 자궁과 유방은 스트레스를 이겨낼 수 있기 때문이다.

몸과 마음을 이완하세요

- 불임의 원인과 치료 방법 -

 신문에 한국 여성의 출산율이 1.1명으로 세계에서 가장 낮다는 기사가 보도된 적이 있다. 이는 한 여성이 평생 동안 1.1명의 아이를 낳는다는 말이다. 2명 내지 3명의 아이를 낳는 사람도 있으므로 실제로 한 명도 낳지 않는 여성의 수가 상당함을 말해 준다. 심지어 결혼을 하고도 의도적으로 아이를 낳지 않는 딩크DINK족까지 등장했다.

이렇게 아이 낳는 일이 인기가 없어졌음에도 불구하고 아이를 간절히 원하는 사람들이 여전히 많다. 또한 그와 더불어 아이를 갖고 싶음에도 아이가 생기지 않는 불임 부부도 늘어만 가고 있다. 출산율 저하에 불임도 한몫하고 있는 것으로 보일 정도로 불임 부부가 증가하고 있다. 인공수정이나 시험관아기를 통한 출산이 증가하고는 있으나 비용이 많이 들고 그 성공률도 20~30퍼센트에 머물고 있어 불임 부부의 고통은 여전히 현재 진행형이다.

불임은 남성과 여성 모두에게 책임이 있다. 남성의 정자수가 날로 줄어들고 있다. 즉 각종 환경호르몬이나 경쟁사회에서 살아남고자 열심히 일하는 남성들의 건강 상태가 나빠짐으로써 남성 불임의 비율이 증가하고 있는 것이다. 여성의 경우도 마찬가지이다. 스트레스가 증가하고 일을 하는 여성이 증가함으로써 임신을 위한 편안한 몸 상태의 유지가 어려워지고 있다. 이는 결과적으로 과로에 시달리는 여성이 증가하고, 또 임신 연령이 지속적으로 증가하는 사회적 상황이 임신에 불리하게 작용하고 있는 것이다. 스트레스가 증가하고 커피와 같은 카페인 음료가 성행하고 무리한 다이어트에 의해 지방대사에 문제가 발생하면 몸은 전투상태로 들어간다. 즉 교감신경 우위의 몸 상태가 되는 것이다. 자궁은 평활근으로 이루어져 있고 자궁의 표면은 점막구 조로서 한 달에 한 번씩 자라고 탈락함을 반복한다. 교감신경이 우위에 있게 되면 자궁의 평활근은 부드러움을 잃어 경직되고, 과립구의 증가로 인하여 면역반응이 과민해지고, 염증반응이 증가하거나 외부 물질에 대한 감시기능이 과항진되어 정상적인 정자의 활동과 착상을 오히려 방해하게 된다.

자궁평활근의 과긴장을 풀고 전신의 교감항진 상태를 이완해야 하는 이유가 여기에 있다. 별다른 질병이 없고 기능상의 문제없이 불임이 수년간 지속되다가도 모든 것을 포기하고 일상으로 돌아간 부부들이 불과 몇 달만에 임신을 하는 경우가 종종 있다. 긴장을 풀고 몸이 이완

상태로 들어간 그 순간 임신이 이루어진 것이다. 물론 다낭성난포나 자궁내막증과 같이 기질적 이상이 있는 경우에는 치료가 상당기간 지속되기도 하고 실패하기도 하지만 몸의 긴장 해소는 불임 치료에 반드시 필요하다.

운동요법·감정요법·약물요법 등을 통해 자율신경을 조절하는 방법은 불임 치료에 있어서 상당한 비중을 차지한다. 부교감신경을 자극하고 교감신경의 지나친 흥분을 줄여 줌으로써 자궁근의 과긴장을 풀고 자궁점막의 분비선을 활성화하는 것이 생식기능 정상화의 기초가 되기 때문이다.

일반적으로 가장 적정한 출산 연령은 10대 후반이나 20대 초반을 말한다. 하지만 최근 결혼 연령이 점차 늦추어지면서 나이가 불임의 원인으로 주목받고 있다. 이는 사회가 점차 고령화되고 한 개인이 사회 구성원으로서 독립적인 사회적 위치를 차지하기 위해서는 예전보다 더 많은 교육이 필요해지고 더 많은 노력과 사회적 적응이 필요해짐에 따라 결혼 연령이 점점 늦추어지고 있기 때문이다.

전통적으로 여성의 난소에는 일생 동안 필요한 난자가 모두 갖추어진 채로 태어난다고 하는 것이 정설이었다. 하지만 일부 의학자들은 난자가 출생 이후에도 계속 분열하여 새로운 난자를 만들어 낸다고 한다. 그래서 젊을 때의 난자는 싱싱하고 수정할 힘이 왕성한 반면 30대 이후의 여성은 난자의 힘이 약해져 수정할 수 있는 힘이 떨어지는 것이다. 예를 들면 아주 나이가 많은 여성의 경우에 자신의 노쇠한 난자로는 임신을 할 수 없지만 젊은 여성의 난자를 빌려 수정란을 자신의 자궁에 착상시킨 경우 정상적인 분만을 할 수 있었다는 보고가 여럿 있다. 즉 난자의 힘이 임신 성공의 열쇠가 된다는 것이다. 배란된 난자의 힘을 우리가 알 수는 없지만 내 몸의 컨디션이 좋은지 나쁜지는 알 수 있다. 정상적인 컨디션으로 몸 관리를 잘 한다면 좋은 힘을 가진 난자가 배출될 것이다.

필자는 불임 부부들에게 두 가지를 항상 당부한다. 여행을 자주 다닐 것과 운동을 열심히 하라는 것이다. 신혼부부가 산 좋고 물 좋은 외딴 휴양지로 신혼 여행을 가는 이유는 온몸의 긴장을 풀고 서로를 받아들이도록 하기 위함이다. 결혼 후에도 서로의 사랑을 확인하는 주말여행은 부부간의 금실을 좋게 하고 불임을 치료하는 좋은 약이 된다. 운동은 성장호르몬의 분비뿐만 아니라 성호르몬의 분비를 촉진하여 임신을 촉진하고 임신에 대비한 신체를 만들어주기 위함이다. 또한 적당한 운동은 온몸의 혈액을 강제 순환시켜 꼭꼭 숨어 있던 노폐물을 제거해 주는 대청소 역할을 한다. 건강한 몸에서 건강한 난자와 정자가 만들어지고, 건강한 난자와 정자는 건강한 2세를 만든다.

당신의 통증은 '안녕'하십니까?

- 통증과 질병 -

 통증이 없는 세상은 정말 행복할까? 통증은 인간에게 어떤 의미가 있는 것일까? 통증은 한마디로 알람 신호라 할 수 있다. 통증은 우리가 하지 말아야 할 것들을 알려 준다. 뜨거운 솥을 만진 손가락은 그 느낌이 뇌로 전해지기도 전에 척수의 명령에 따라 손을 뒤로 뺀다. 그리고 잠시 후 '앗'하고 비명을 지른다. 손바닥에 매를 맞은 아이는 다음 번 잘못이 있은 후에 다시 맞아야 할 손바닥을 보고 이전의 통증을 떠올리고 고통스러워한다.

만약 고통이 없다면 이런 알람 신호는 혼란을 겪게 될 것이다. 전혀 아픈 줄 모르고 요리를 열심히 하다보면 손은 온통 화상 투성이가 될 것이다. 망치질을 하는 목수의 손가락은 성할 날이 없을 것이다. 지치지 않고 근육통 없이 축구 경기를 할 수 있다면 사흘 밤 사흘 낮 동안 할 수도 있다. 심장이 견뎌주기만 한다면 말이다.

물리적인 통증 외에 정신적인 통증도 있다. 욕망을 떨치지 못해 괴로워하거나, 사랑하는 사람과의 이별, 참을 수 없는 분노 등도 엄청난 고통을 준다. 만약 이런 정신적 고통이 없다면 사회는 질서를 잃고 아비규환이 되어 버릴 것이다. 이렇듯 통증이란 이제 더 이상 우리의 근육이나 관절 혹은 정신이 견딜 수 없음을 말하는 알람 신호이다.

실제로 통증을 전혀 느끼지 못하는 신경질환이 있다. 이런 사람의 경우 발목이 부러진지도 모른 채 직장에서 집으로 돌아와서 신발을 벗다가 꺾인 다리를 발견한다. 이렇듯 통증은 '이제 그만 쉬어야 함'을 말해 준다.

부러진 손목은 자신을 더 이상 움직이지 못하도록 하려고 움직일 때마다 엄청난 고통을 준다. 과로로 온몸이 쑤시고 아프고 머리가 지끈지끈한 것은 이제 그만 하고 잠을 좀 자라는 이야기이다.

감기 몸살로 온몸이 아픈 것도 감기 바이러스와의 전투에서 면역체계가 온 힘을 쏟을 수 있도록 나머지 기관들은 쉬고 있으라는 신호이다. 요컨대 통증은 우리 몸이 정도를 넘어 과열하지 않게 하고, 돌이킬 수 없는 손상을 입지 않도록 도와주는 안전판이다.

또한 고통은 사람들에게 뭔가를 이룰 수 있는 긍정적인 힘을 주기도 한다. '대부분의 위대한 발견은 죽을지도 모르는 극한의 고통 속에서 이루어진다'라는 말이 의미하듯이 사람들은 고통이 극에 달했을 때 비로소 뭔가 행동을 하고 깨달음을 얻는다. 이렇게 고통은 우리들에게 신체와 정신의 손상을 막아줄 뿐만 아니라, 앞으로 나아갈 수 있는 힘도 준다. 고통은 너무나 고마운 영양분이다. 그것은 진정으로 즐기는 자에게만 열매를 나누어준다. 그리고 그 열매의 첫맛은 쓰지만 뒷맛은 달다.

간단하면서도 어려운, 의학이 풀어야 할 숙제

- 위염과 감기 -

사람이 살아간다는 것은 숨쉬고 먹는다는 것을 말한다. 인간이라는 몸뚱이를 살아 있는 채로 유지하기 위해서는 에너지가 필요하다. 이 에너지를 만드는 두 가지 요소가 바로 영양분과 산소이다. 영양분을 보충하기 위해서는 먹어야 한다. 먹어서 영양분을 체내로 흡수하기 위한 기관이 소화기관이다. 이렇게 흡수된 영양분을 분해하여 에너지를 발생시키고 또 노폐물을 처리하기 위해서는 산소가 꼭 필요하다. 산소는 호흡을 통해 폐로 받아들인다.

그래서일까? 먹고 숨쉬는 기관인 위장과 호흡기의 질병이 가장 많은 이유가. 감기로 고생하는 사람들이 오늘도 소아과와 이비인후과를 가득 메우고 있다. 각종 위장병으로 고생하는 사람들도 내과에 넘쳐난다.

숨쉬기 힘든 것과 잘 먹지 못하는 불편함을 참아내기란 힘든 일이다.

그런데 숨쉬는 일을 담당하는 호흡기와 영양분을 흡수하는 일을 하는 소화기는 모두 점막이라는 구조로 이루어진다. 건조한 방어를 하는 피부와 달리 점막은 축축한 방어를 한다. 점막은 그 구조의 특성상 세포막을 통해 영양분이나 가스를 교환해야 하기 때문에 피부처럼 완전히 닫아 잠글 수 없다. 점막의 축축한 방어는 살아 있는 세포막이 항상 외부에 노출되어 있으므로 침입자를 막기 위해 다른 방식을 사용한다. 즉 IgA라는 분비성 항체를 지속적으로 분비하여 외부 침입자를 중화시키려 한다. 또한 라이소자임이라는 분해 효소를 분비하여 외부 독소나 침입자를 융해하여 파괴하고, 점막에 상재하는 유산균과의 공조 체제도 갖춘다. 수많은 면역 세포들이 항상 대기중이기도 하다. 이것은 호흡기의 점막이든 소화기의 점막이든 공통적인 방어작용이다.

이렇게 방어작용을 펼치고 있지만 사람이 살아가면서 빈번하게 외부와 접촉하는 곳이 호흡기와 소화기이다보니 가장 공격을 많이 받거나 손상을 받는 것은 자명한 일이다. 한의학에는 '사기소주 기기필허'라는 말이 있다. 이는 병이 난 곳은 항상 방어력이 약하다는 뜻이다. 물론 병원균이 다량으로 체내에 들어올 때는 인체의 면역력이 감당할 수 없으나, 대부분의 감기나 위염 등은 항상 존재하는 세균이나 스트레스로 내 몸의 저항력이 떨어진 틈을 노려 발병한다. 스트레스와 긴장은 우리 몸의 백혈구 수를 줄여 면역력을 약하게 한다는 실험결과가 이를 잘 설명한다.

간단해 보이지만 치료가 쉽지 않고, 반복적으로 사람들을 괴롭히며 누구나 한 번쯤 걸리는 위염이나 감기를 잘 다룬다면 그야말로 큰 병 없이 웰빙 할 수 있지 않을까. 그래서 소화 기능이란 몸 전체의 건강을 판단하는 바로미터와 같은 것이라 할 수 있다. 소화가 잘되는 사람 치고 아픈 사람이 별로 없고, 뭔가 병이 있는 환자의 경우 음식이 맛나고 소화가 잘 될 수 없다. 숨을 잘 쉬기 위해서는 적당한 운동이 필요하다. 폐활량을 늘리는 가장 좋은 방법은 달리기를 하는 것이다. 아무리 좋은 약도 폐활량을 이보다 효과적으로 늘릴 수는 없다. 하지만 소화 기능을 향상시켜 줄 수 있는 약은 많다. 따라서 적절한 약물을 통해 소화 기능을 건강한 상태로 유지할 수만 있다면 많은 질병을 예방하는 효과가 있을 것이다. 소화가 잘되고, 음식을 맛나게 먹을 수 있다는 것은 건강을 유지하려는 노력의 절반은 이미 성공한 것이다.

마른 점막이 질병의 원인이 된다

- 비염과 천식 그리고 폐쇄성 폐질환 -

코는 복잡한 구조를 가지고 있다. 두 개의 콧구멍으로 바람이 들어오고, 콧구멍의 안쪽은 다시 세 개의 갑개^{갑개는 비강을} 네 부분으로 나눈다라는 구조를 가지고 있다. 오른쪽과 왼쪽의 콧구멍은 양쪽으로 나뉘고, 인후부에 와서야 서로 만나 하나의 통로가 된다.

코 안은 모두 점막구조로 되어 있다. 즉 분비물을 분비한다. 그리고 많은 양의 혈관이 분포되어 있다. 소화기관과 마찬가지로 호흡기관 역시, 특히 습도가 중요하다. 그래서 코에는 늘 많은 양의 분비물이 흐른다. 공기가 지나다니면서 점막의 물기를 말리기 때문이다. 실제로 폐에서는 하루 500시시 정도의 물이 증발에 의해서 없어진다.

코의 임무는 두 가지이다. 하나는 냄새 맡는 것이고, 다른 하나는 공기를 흡입하는 것이다. 공기란 사람이 호흡을 통해 산소를 받아들이기 위한 것이자 이산화탄소를 배출하기 위한 것이다. 이러한 공기가 폐에 들어오면 폐포의 모세혈관을 통해 산소와 이산화탄소를 교환한다. 그런데 이 공기가 너무 차가우면 폐포의 혈관이 수축하고 산소교환이 어렵게 되어 폐로 들어오는 공기는 체온과 비슷한 정도로 가열되어 들어오게 된다. 이때 공기를 가열하기 위해 비강 내에는 많은 수의 혈관이 있다.

일반적으로 외부 기온이 내려가는 겨울이 되면 혈관으로 흐르는 혈액의 양도 증가하는데, 이는 차가운 공기를 가열하기 위해서이다. 이런 이유로 비염은 겨울에 더 악화되는 것이다. 혈관이 부풀어오르고 일이 많아지기 때문이다.

또 폐포에서 산소교환이 원활하려면 적당한 습도를 유지해야 한다. 건조한 공기는 폐포의 연약한 모세혈관을 말려버리고 다치게 하고 염증을 일으킬 수 있기 때문이다. 그래서 코를 통해 들어온 공기는 코 점막의 분비물에 의해 습도를 높인다. 거의 100퍼센트에 가까운 습도를 유지한 공기만이 폐로 들어올 수 있다. 다시 겨울이 되면 외부 공기는 건조해진다. 건조한 공기에 습기를 주기 위해 코의 분비샘은 부풀어오르고 분비물을 대량생산한다. 따라서 겨울이 되면 비염이 증가하는 것이다. 만성비염이 아주 오래되면 점막과 혈관이 위축되어 더 이상 막히지도 않고 콧물도 나오지 않는다. 대신 건조하고 따갑고, 출혈을 일으킨다.

냄새는 비강 상부에 있는 후각세포에서 담당한다. 냄새는 일반적으로 분비물에 녹은 냄새 분자를 후각세포가 감지하고 뇌가 그것을 해석하는 과정을 거쳐서 인식된다. 그런데 비염에 의해서 코 점막이 부어 있거나 점막의 염증에 의해서 분비물이 오염되고, 그리고 만성비염에 의해 코 점막의 분비물이 감소하면 냄새를 맡는 기능도 함께 약해진다.

천식은 호흡곤란을 일으킨다. 폐쇄성 폐질환은 아주 많은 폐포 중 일부가 호흡 기능을 잃는 것을 말한다. 모두 공기의 출입에 이상이 발생한 것이다.

비염과 천식과 만성폐쇄성폐질환은 한 가지 공통점을 가진다. 모두 교감신경의 과항진에 의해서 그 증상이 악화된다는 것이다. 앞에서 교감신경이 흥분하면 호흡이 빨라지고 염증이 증가하는 반면, 특히 점막의 분비물이 감소하여 점막이 마른다고 했다. 호흡기관은 모두 점막구조를 가지고 있는데, 이 점막이 마르면 질병의 단초가 된다. 그래서 신경성질환에 호흡장애나 기관지염, 감기, 비염 그리고 폐질환이 많이 발생하는 것인데, 부교감신경계를 활성화하고 교감신경의 과흥분을 차단하는 방법이 비염과 폐질환을 치료하는 기초 중의 기초가 되는 이유도 이 때문이다.

세포의 저승길, 예정된 죽음과 예정되지 않은 죽음

- 세포자연사와 염증 -

우리 몸의 세포는 끊임없이 분열한다. 분열을 통해 새로운 세포를 만들어 내고 사용 기간이 만료된 세포는 사라진다. 내 속에서 삶과 죽음이 끊임없이 반복되고 있는 것이다.

엄마 뱃속에서 태아가 자라고 있을 때를 예로 들어보자. 처음에 손이 만들어질 때는 꼭 개구리의 발과 같은 모습을 한다. 손가락은 짧고 손가락 사이에는 물갈퀴 같은 것이 붙어 있다. 하지만 개월 수가 증가함에 따라 손가락 사이의 물갈퀴는 사라지고 손가락은 길어진다. 이때 사라진 물갈퀴는 어떻게 된 것일까? DNA의 프로그램에 따라 한마디로 '자살'한 것이다. 전문 용어로는 '세포자연사'라고 한다. 멀쩡히 있던 정상세포가 인체의 성장 프로그램에 따라 자동으로 죽어버리는 것이다. 이러한 세포자연사는 성인이 된 이후에도 계속된다.

인체의 모든 세포는 그 생명이 무한하지 않다. 하지만 나름대로 수명을 가진다. 하루도 안 되는 수명을 가진 면역세포가 있는가 하면 3일을 사는 위장세포, 7일을 사는 대장세포, 2주일을 사는 피부, 120일을 사는 적혈구에서 수년을 사는 골세포까지 다양한 수명을 지닌다. 이렇게 먼저 나온 세포가 임무를 다하고 새로운 세포에게 자리를 내어주는 삶과 죽음의 주기가 반복되면서 인간의 생명이 완성되는 것이다. 이때 먼저 나온 세포가 죽는 것을 '세포자연사'라고 한다. 보통 세포가 파괴될 때 염증이 발생한다. 감염이나 손상에 의해 세포막이 파괴되면서 염증반응이 일어난다. 세포가 파괴되는 것은 염증반응과 같지만 '세포자연사'가 일어날 때는 염증이 일어나지 않는다. 예정된 죽음에서는 염증이 생기지 않는 것이다. 죽은 세포들은 모두 백혈구에 의해 분해되고 재흡수 되어 다시 새로운 세포 발생의 원료가 된다.

염증은 세포막의 손상에서 유래한다. 바이러스나 세균의 감염, 외부의 힘에 의한 손상이나 온도 · 습도 · 압력에 의한 손상, 자율신경의 이상에 의한 혈액순환 경로의 변화 때문에 세포막의 손상이 발생하면 세포의 고장을 수리하기 위해 동원된 백혈구의 작용에 의해 세포는 파괴되고 염증이 발생한다.

우리 몸의 백혈구는 크게 과립구와 림프구 두 가지로 구분한다. 과립구는 주로 비특이적 반응을 보인다. 비특이적이란 특정한 목표물이 없다는 말이다. 과립구는 내 몸의 구성 성분이 아닌 것은 모두 공격하고 파괴한다. 한편 림프구는 주로 특이적 반응을 한다. 특이적이란 한 가지 뚜렷한 공격목표가 있다는 말이다. 가령 천연두 바이러스가 몸속에 들어오면 천연두를 중화시키는 항체가 B 세포라고 하는 림프구에서 대량생산되어 천연두 바이러스를 없애버린다. 하지만 이 천연두 바이러스를 죽이는 B 세포는 다른 바이러스나 세균에는 전혀 반응하지 않는다. 그리고 이 과립구와 림프구는 건강한 상태에서는 항상 일정 비율로 체내에 존재한다. 과립구는 약 60퍼센트 정도이고 림프구는 40퍼센트 정도를 유지한다.

세균이나 바이러스가 침입하거나 몸에 손상이 생기면 일차적으로 과립구가 증가하고 림프구는 그 후에 증가한다. 이렇게 과립구가 증가하는 이유는 몸을 파괴할 수 있는 외부 물질을 무차별적으로 없애버리기 위해서이다. 림프구는 침입자에 대한 개별적인 데이터가 나온 후에야 출동한다.

그런데 이러한 외부 침입자 없이도 과립구가 증가할 수 있다. 바로 교감신경의 과항진에 의해서이다. 스트레스나 긴장이 교감신경을 항진시키면 혈액의 순환 경로를 바꾸는 것과 동시에 백혈구의 비율에도 영향을 미친다. 바로 교감신경이 과항진되면 과립구의 수가 증가한다. 과립구의 수가 증가하면 외부 침입자에 대한 방어력이 증가하면서 내부 감시에 대한 수준도 증가한다. 또한 약간의 손상이 있는 정상세포의 파괴도 증가한다. 그래서 여기저기 염증이 증가하기 시작하는 것이다. 조금만 피곤해도 알레르기가 생긴다든지, 뾰루지가 자주 발생한다. 일본의 면역학자 아보도오루의 이론에 의하면 위염이나 위궤양의 원인이 이 과립구의 증가에 있다. 자가면역질환에 속하는 아토피나 구강궤양·루푸스·염증성장질환 등도 모두 이 과립구의 초과 면역반응에서 나타난다고 보아도 무방하다.

이렇게 자율신경의 이상은 백혈구의 비율에도 영향을 미칠 뿐만 아니라 염증반응을 촉진하는 원인으로도 작용한다. 따라서 유난히 여러 가지 과민반응이나 염증이 잦은 사람은 자율신경의 이상과 과립구의 초과를 의심해 볼 만하다.

질병이 생길 때 발생하는 염증과 부종

질병이 있는 곳에는 항상 염증과 부종이 있다. 크고 작은 손상에 의하여 세포가 파괴되면 손상된 조직에는 염증 반응이 일어나고 부종이 생긴다. 이를테면 망치질을 하다 손가락을 치면 손가락이 부어오르고 통증이 생기는 식이다. 이때 손가락 내부에서는 손상된 세포가 염증 반응과 함께 탈락하고 새로운 세포가 분열을 시작한다.

'염증'하면 일반적으로 사람들은 고름을 연상한다. 고름의 형성은 백혈구가 대량 동원되면서 전투가 일어나고 전투가 끝난 후 백혈구의 시체가 쌓이게 되는 과정에서 이루어진다. 따라서 고름은 주로 감염과 관련이 있다. 이렇게 염증 반응이 눈에 보이는 경우도 있지만 경미한 손상인 경우 눈에 보이지 않게 염증 반응이 나타났다 사라지기도 한다.

몸이 세균이나 바이러스에 감염되면 먼저 세포막에서 손상이 일어난다. 바로 이 세포막의 손상을 치료하는 과정에서 일어나는 염증반응 중 백혈구에 의해 고장난 세포는 파괴되고 새로운 세포가 자라날 공간이 마련되는 것이다. 또한 손상된 세포에서는 백혈구를 불러모으기 위해 혈관의 투과성을 증가시키는 호르몬을 분비한다. 이 호르몬에 의해서 주위의 혈액이 모이게 되고 백혈구와 영양 물질의 공급이 증가하게 된다. 이때 나타나는 것이 부종이다. 이 부종은 동맥을 통해 공급된 혈액이 정맥과 림프관으로 회수되지 못하고 조직 내에 남아 있는 것을 말한다.

인체의 생리·병리적 반응은 항상 조금 지나치게 나타나는 경향이 있다. 우리 생각으론 어느 정도에서 그치면 될 것 같지만 막상 우리 몸은 그 상태를 보다 길게 유지한다. 이로 인해 부종이 지나치고 면역 반응이 초과되는 것이다. 부종이 지나치면 새로운 영양 물질을 공급받기도 어려울 뿐만 아니라 새로운 백혈구의 공급도 어려워진다. 이렇듯 백혈구의 교체가 어려워지면 백혈구의 면역 반응이 과항진되기도 하는데, 염증을 치료하기 위해 부종 해소에 많은 역량을 기울이는 이유가 여기에 있다. 타박상으로 인해 급성으로 생긴 부종에 얼음찜질을 우선적으로 하는 이유도 이 때문이다.

염증이 만성적인 상황에 빠지게 되면 국소 부종뿐만 아니라 전신적인 혈액순환장애까지 유발한다. 장기적인 염증이 몸을 긴장 상태로 몰고 가고 교감신경이 우위에 있는 몸 상태에서는 혈관을 수축시켜 혈액순환을 방해하고 온몸의 부종을 유발하기도 한다. 이렇게 인체의 혈액순환에 문제가 발생하고 부종이 발생하면 전신의 영양 공급에 문제가 발생하고 세포 기능이 저하되어 활력을 잃는 악순환이 반복된다. 때문에 가장 먼저 해야 할 것은 순환을 살리기 위해 부종을 해소하는 것이다. 부종을 해소하는 것이야말로 모든 질병을 치료하는 기본이 된다.

따라서 개개의 질병을 치료하기 위한 특별한 약재와 더불어 청열약을 사용하여 초과된 면역 반응을 억제하고, 이담제를 사용하여 간의 압력을 제거하고, 변비가 있다면 통변제를 이용하고, 이뇨제를 사용하여 체액의 흐름을 촉진하여 몸속 순환의 물꼬를 터 줌으로써 순환을 다시 살릴 수 있다. 또한 부종의 제거 역시 치료를 위한 영양 공급과 전투를 위한 백혈구의 공급을 다시 시작할 수 있게 하는 원동력이 된다. 부종은 가장 강력한 질병의 이상 신호이다. 부종은 순환장애가 발생하고 있음을 시사한다. 그래서 부종이 나타나면 가장 먼저 순환의 이상을 의심하고 이를 해소하려는 노력을 해야 하는 것이다.

나의 체질 알기

- 냉성체질과 열성체질 -

사람은 36.5도의 체온을 유지하는 항온동물이라고 알고 있지만 꼭 그렇지만은 않은가 보다. 환자들이 진료실에 들어서 상담을 시작하면 꼭 하는 얘기가 있다. '저는 몸이 더운 편입니다 혹은 저는 몸이 찬 편입니다, 한여름에도 발이 시려요' 등이 그것이다.

그럼 왜 어떤 사람은 몸이 덥고 어떤 사람은 찬 것일까? 앞에서 말한 것처럼 사람은 항온동물이다. 일정한 체온을 유지하면서 살아간다. 사람은 36.5도의 체온을 유지하기 위해 끊임없이 에너지를 생산한다. 에너지 생산이 멈추는 날은 사람이 그 생을 다하는 날이다. 에너지는 주로 근육과 간에서 생성이 된다. 이렇게 생성된 열은 혈액을 타고 전신으로 배포되고 일정한 온도를 유지하게 된다. 보일러에서 생산된 뜨거운 열이 물을 덥히고 보일러 관을 통해 방을 덥히는 것과 같다. 보일러 관이 잘 매설된 곳은 뜨끈뜨끈하지만 보일러관이 없거나 깊게 매설되어 있거나 원래 보일러 물이 차갑다면 방은 더워지지 않는다. 이와 같이 가열된 혈액이 전신을 돌아다니면서 몸을 덥히게 된다. 이때 혈액이 충분히 잘 도는 곳은 따뜻하다. 하지만 혈액이 잘 돌지 않는 곳은 차갑다.

우리가 감기에 걸려 열이 날 때를 생각해 보자. 심장의 박동은 증가하고 입은 마르고 온몸은 불덩이가 된다. 면역의 작용에 의해 체온이 올라가기 때문이다. 이때 온몸은 붉게 변한다. 혈액이 체표로 마구 흐르기 때문이다. 혈액이 흐르는 곳은 색깔이 붉게 변한다. 입술이 붉고, 눈이 충혈되면 혈관이 보이면서 붉게 변한다. 몽둥이에 맞은 엉덩이에도 붉은 줄이 생긴다. 손상된 엉덩이 살을 치료하기 위해 혈액이 모인 탓이다. 이때도 상처 난 부위는 후끈후끈 열이 난다.

장황하게 설명하긴 했지만 중요한 것은 한 가지이다. 혈액이 많이 흐르는 곳은 열이 나고 혈액이 적게 흐르는 곳은 차다는 것이다. 몸이 덥다는 것은 에너지 생산량이 많다는 것을 말한다. 많은 에너지가 혈액을 타고 전신을 돌아 몸에서 열이 나고 추위를 모르게 된다. 얼굴에는 붉은 빛이 많이 돌고 손발은 따뜻하고 땀도 많이 흘린다. 몸이 차다는 것은 에너지 생산량이 적다는 것을 말한다. 몸을 지탱하는 에너지의 양이 적고 혈액이 느리게 이동하며 체온이 약간 떨어진다. 얼굴은 창백하고 손발은 차며 추위를 유난히 탄다. 이런 사람은 선풍기 바람조차 싫어한다.

이렇게 전형적인 경우도 있지만 복잡한 경우도 있다. '몸의 위쪽^{가슴}^{위쪽}은 덥고, 아래쪽은 차갑다' '몸의 바깥쪽은 덥고 속은 차다' '몸은 차가운데 손발은 후끈거린다'와 같은 증상을 호소하는 분들도 있다. 이는 모두 자율신경의 이상에서 유래한 것이다. 말하자면 주로 긴장이나 스트레스에 의해 교감신경이 과항진되어 심장의 박동이 증가하고 두면 상지^{머리와 뇌, 감각기, 근육, 땀샘}의 혈액순환량이 늘어나서 발생하는 것이다. 머리 쪽의 혈액 흐름이 늘어나니 몸의 상부에서만 열이 후끈거리는 것이다. 대신 부교감신경의 영역인 내장기는 혈액의 순환량이 적어져 배가 차갑고 위장병이나 장염 혹은 생식기 질환이 증가한다.

또 심장에서 가장 먼 곳인 손과 발의 관절이 차거나 시리게 된다. 관절에는 혈관이 없기 때문이다. 관절은 체중을 지탱하고 힘을 쓸 때 지렛대 역할을 하는 곳으로 많은 힘이 걸리고 손상 받기도 쉽다. 그래서 통증을 유발하는 혈관의 형성을 차단한다. 또 이 관절의 항맥관인자^{혈관 형성을 막아주는 물질}는 암 치료에도 응용된다. 암은 혈관이 과형성되는 경향을 보이므로 항맥관인자를 이용해 암으로 가는 혈관을 차단하고 암의 증식을 억제하는 것이다.

다시 주제로 돌아가자. 이렇게 관절에는 혈관이 없기 때문에 온도의 영향을 쉽게 받는다. 그래서 추위가 엄습해 오면 가장 먼저 시리고 아파 오는 곳이 바로 관절인 것이다. 혈액의 순환이 나빠지면 제일 먼저 손과 발의 작은 관절들이 뻣뻣해진다. 이렇게 상부에만 열이 후끈거리는 현상은 스트레스와 긴장에 의하거나 화가 났을 때와 같은 '교감신경 항진' 때 가장 많이 나타난다. 그 다음으로 여성호르몬 이상이나 갱년기 증후군에서도 흔히 나타난다.

수족 냉증은 앞에서 말한 것처럼 혈액순환량이 줄어들어 심장에서 가장 먼 곳의 온도가 제일 먼저 떨어질 때 발생한다. 기온이 조금이라도 내려가면 체온을 유지할 뜨거운 혈액이 부족하여 손과 발부터 시려오는 것이다.

반대로 손과 발이 후끈거려 한겨울에도 이불을 덮을 수 없다는 분들이 있다. 이는 사람의 손과 발에 동맥궁이 잘 발달되어 있기 때문이다. 심장에서 나온 동맥이 어깨에서 손가락까지 내려오는 동안 동맥혈관은 상지의 깊은 곳을, 즉 뼈와 가까이 붙어 내려온다. 하지만 손목을 지나면서 동맥혈관은 여러 갈래로 가지를 치면서 거미줄처럼 퍼진다. 그래서 에너지 생산량이 초과되거나 혹은 '교감신경의 과항진' 상태에서 심장박동이 증가하면 손과 발에서 이상 발열현상이 나타나는 것이다.

마지막으로 체온을 이야기하면서 빠뜨릴 수 없는 것이 '땀'이다. '땀'은 왜 나는 것일까? 땀의 임무는 딱 한 가지이다. 바로 '체온조절'이다. 열을 식히기 위해 땀이 난다. 인체는 물의 증발을 이용한 공랭식 기관인 셈이다. 여름철 기온이 올라가면 체온이 올라가는데, 이 올라간 체온을 식히기 위해 땀이 난다. 열심히 운동을 하면 심장의 박동이 증가하고 몸에서 열이 나는데, 이 열을 식히기 위해 땀이 난다. 이렇게 열이 나면 땀이 나야 하는데, 이 기능이 고장 나면 병이 된다. 감기에 걸려 열이 펄펄 나는 데도 불구하고 땀이 나지 않는 경우가 있다. 그래서 몸이 불덩이가 되고 온몸이 아프고 녹아 내리는 고통을 겪게 된다.

이때 열을 식히기 위해 해열제를 투여하거나 인체의 면역세포가 싸움에서 승리하면 열을 식히기 위해 땀이 난다. 결국 땀은 체온을 내리기 위한 수단인 것이다.

자율신경에 이상이 발생해도 땀이 난다. 교감신경이 과항진되면 땀샘을 자극해 땀이 많아진다. 물론 이때에도 땀은 혈액의 흐름과 관련성을 가진다. 화가 나거나 심한 스트레스로 인해 얼굴이 붉으락푸르락할 때 몸에서는 땀이 난다. '나는 머리에서만 땀이 나요' 하는 경우가 있다. 이것은 교감신경항진에 의해 두면부의 혈액순환량이 늘어남을 말한다. 혈액순환량이 늘어나 열이 생기고 이 열을 식히기 위해 땀이 나는 것이다. 다한증의 경우도 대개는 교감신경의 이상항진이 원인이 된다. 손발의 땀도 마찬가지이다. 교감신경의 항진에 의해 심장박동이 증가하고 체표로 동맥이 가깝게 형성된 손바닥과 발바닥에 열이 나서 땀샘이 자극되면 땀이 증가한다. 이때 주의할 것은 땀이 나면서 손발이 차가워진다는 것이다. 그리고 배출한 땀이 식으면서 손발의 온도를 내려 환자는 손발이 싸늘해짐을 느끼게 된다. 하지만 그 이면에 혈액의 초과공급에 의한 발열이 숨어 있음을 잊지 말아야 한다.

더운 체질과 찬 체질 속에 이렇게 많은 비밀이 숨어 있다. 또 자율신경은 혈액의 순환 경로를 바꿀 수 있기 때문에 자율신경의 이상이 관여되면 질병의 양상이 복잡해짐을 알 수 있다.

자동 온도조절 시스템에 온기를 더하자

- 체온조절 -

'없는 사람 살기에는 겨울보다 여름이 낫다'라는 말이 있다. 추운 날씨에 체온을 유지하기 위해서는 엄청난 에너지가 필요하기 때문이다. 사람의 피부에 있는 감각기 중 냉각수용기가 가장 많은 것을 보아도 인간이 추위에 얼마나 민감한지를 알 수 있다.

36.5도라는 체온을 유지하기 위해 인간은 끊임없이 에너지를 생산한다. 찬바람이 불면 사람은 피부혈관을 닫고 내부 순환량을 늘린다. 외부의 찬 공기에 체온을 잃어버리지 않기 위해서이다. 체액을 농축하여 혈액이 어는 것을 방지하기 위해서 소변이 증가한다. 근육을 떨기도 한다. 근육의 마찰을 통해 열을 내기 위해서이다. 반대로 더운 날씨일 때도 체온을 유지하려는 메커니즘은 작용한다. 땀샘을 활짝 열고 땀을

흘림으로써 땀이 기화되면서 우리 몸의 열을 식히도록 만든다.

그렇다면 사람은 늘 36.5도를 유지하면서 살까? 아니다. 몸의 위치에 따라 조금씩 온도가 다르다. 항문이나 구강, 겨드랑이는 보온이 잘 되므로 온도가 조금 높은 반면 팔이나 다리의 피부는 외부로 노출되어 있고 동맥이 깊이 묻혀 있으므로 표면 온도가 조금 낮다. 또한 혈액순 환이 잘되는 사람은 비교적 36.5도를 일정하게 유지하는 반면 감염이 나 질병에 의해 열이 나는 사람은 그 이상의 온도로 체온이 올라간다. 그런가 하면 순환장애가 있는 사람들은 체온이 조금 떨어진다. 심장의 박동력이 약해 구석구석 에너지를 전달할 수 없기 때문이다. 아무리 추운 겨울날이라도 따뜻한 국물과 함께 식사를 마치고 나면 온몸에 열이 후끈 나면서 생기가 돈다. 하지만 추운 겨울날 쫄쫄 굶고 있다고 생각해 보라. 몸은 오들오들 떨릴 것이고, 체온을 유지할 열을 내지 못하면 생명에 위협을 느끼게 될 것이다. 요컨대 사람은 체온을 일정하 게 유지하기 위해 여러 가지 노력을 한다. 하지만 체온조절에 실패하여 체온이 너무 올라가거나 체온이 너무 내려가면 몸에 질병이 있음을 의미한다.

개구리나 뱀을 우리는 변온동물이라고 한다. 체온을 일정하게 유 지하지 못하고 주위의 온도에 따라 체온이 변하기 때문이다. 아침이 면 도롱뇽 무리들이 돌 위에 올라와 해바라기 하는 모습을 볼 수 있다. 이는 햇볕으로 체온을 올리기 위함이다. 그래서 이런 변온동물 을 잡으러 갈 때는 낮보다는 새벽이 좋다. 체온이 낮아 행동이 둔하 기 때문이다.

그런데 항온동물인 사람도 체온이 변한다. 급격하게 많은 양이 변하지는 않지만 하루를 주기로 혹은 계절에 따라 변한다. 낮 동안 활동을 할 때는 아드레날린이나 갑상선호르몬·코티졸 등의 호르몬이 분비되면서 에너지 대사량이 늘어나 혈액순환량도 늘어난다. 이때는 평소보다 체온이 조금 상승한다. 반면 밤이 되어 수면에 들어가면 낮에 나오던 호르몬은 줄어들고 성장호르몬이 분비되면서 인체는 휴식과 수리의 상태에 들어간다. 또한 혈액의 흐름도 느려지고 체온도 조금 떨어진다. 이 때문에 밤에 바람을 맞으면 감기에 쉽게 걸리는 것이다.

자고 일어나면 아침에 몸이 뻣뻣하다. 이리저리 스트레칭을 하고 뜨거운 물로 샤워를 하거나 아침밥을 먹고 나면 몸의 굳었던 관절들이 어느새 풀린다. 혹은 무거운 몸을 창가로 옮겨 아침 햇살을 잠시 받으면 몸은 이 태양에너지로 인해 온도가 올라가고 한결 가벼워진다. 이렇게 사람의 체온도 하루 동안 여러 번 변하고 그에 따라 몸의 상태도 조금씩 바뀐다.

몸이 조금 따뜻한 사람이 건강한 사람이다. 에너지 생산이 활발하다는 것을 말하기 때문이다. 반대로 늘 몸이 찬 사람은 잔병치레가 많다. 에너지가 부족하므로 몸도 차고 면역력도 떨어진다. 만성병을 앓고 있는 사람들은 몸이 찬 경우가 더 많다. 질병에 의해 에너지 소모가 많거나 각종 약물에 의해 간 기능이 약해지고 염증과 부종에 의해 혈액순환에 장애가 일어나면 에너지 생산량도 적어지기 때문이다. 그 결과 늘 몸이 아침잠에서 금방 깬 사람처럼 무겁고 삐거덕거린다.

그래서일까? 요즈음 유행하는 것이 온열요법이다. 뜨거운 팩으로

찜질을 하고 옥장판으로 등을 지지고 온천욕을 하고 반신욕을 한다. 모두 몸의 온도, 즉 체온을 올려 순환을 활성화하기 위해서이다. 물론 가볍게는 햇빛을 충분히 받는 일광욕만 해도 몸이 많이 가벼워진다.

지구 온난화의 영향인지 요즘은 여름이 유난히 길고 또 더 덥게 느껴진다. 하지만 이렇게 더운 여름에도 더위를 모르는 사람들이 많다. 많은 사람들이 추위와 싸우고 있는 것이다. 바로 에어컨 바람 때문이다. 어딜 가나 에어컨 바람이 시원하게 나온다. 사실 추위는 몸의 에너지를 소모시키는 가장 큰 요인이자 순환을 방해하는 가장 큰 적이다.

한겨울 야외에서 한기에 상해 저체온증이 되는 극한 경우뿐만 아니라 일상 생활에서도 우리 몸의 에너지 손실을 막는 방한법이나 외부에서 열에너지를 공급해 주는 모든 방법은 순환에 도움을 주고 삶에 활력을 준다.

이제 사람을 변온동물이라고 생각하자. 소중한 에너지를 잃지 않기 위해 노력하고 에너지를 얻을 수 있는 거리를 찾아보자. 어두운 실내에서 나와서 에너지가 넘치는 햇빛 속으로 달려나가자.

역경을 헤치고 마침내 불멸이 되다

- 암의 예방과 치료 -

 암세포는 불멸의 세포이다. 영생을 획득한 세포이다. 일반 세포가 돌연변이를 일으켜 암세포가 되려면 엄청난 고난과 난관을 극복하여야 한다.

그렇다면 암세포는 어떤 과정을 거쳐 발생할까?

우선 발암물질의 지속적인 자극이 있어야 한다. 발암물질만으로 암이 되려면 아마 불에 탄 고기를 매일 하루 세끼 씩 10년 이상은 먹어야 한다. 폐암을 일으키는 담배조차도 암세포를 형성하려면 30~40년이 걸린다.

두 번째는 발암 유전자가 만들어져야 한다. 발암물질에 의한 것이든, 바이러스 감염에 의한 것이든, 활성산소에 의한 것이든 어떤 것이 원인이 되든 간에 정상세포의 DNA 속에 있는 정상 유전자가 돌연변이를 일으켜 발암 유전자가 만들어져야 한다. 하지만 인간의 DNA는 손상이 되면 수리 과정을 거치는데, 이를 대비해 똑같은 유전자가 한 쌍씩 준비되어 있다. 그래서 이 난관을 뚫는 것도 쉬운 일이 아니다.

세 번째 고비는 암억제 유전자의 감시를 피해야 한다. 우리 몸의 모든 세포에는 암억제 유전자가 들어 있다. 발암을 일으키는 유전자 돌연변이가 일어나 세포증식이 가속화되면 암억제 유전자가 작동을 시작한다. 그래서 세포증식을 억제하기 위해 신호 단백질을 분비하거나 세포 자살을 유도하는 것이다. 이러한 암억제 유전자는 하나만 존재하는 것이 아니다. 여러 개의 암억제 유전자가 동시에 존재하는데, 이것들이 동시에 작용을 멈추어야만 암세포가 자라날 수 있다. 가장 대표적인 암억제 유전자는 p53이다. 또한 암억제 유전자는 한 쌍의 DNA 속에 두 개가 존재하므로 이들이 동시에 사라져야만 암세포가 증식할 수 있다. 이렇게 한 쌍이 모두 없어지려면 세포가 한 번 분열할 때마다 약 10억 분의 1 정도의 확률이 필요하니 거의 불가능에 가까운 일로 보인다.

암세포가 지속적인 발암물질의 자극을 받고 발암유전자를 형성하고 암억제 유전자의 작용을 피하고 나면 이번에는 더 강력한 인체의 파수꾼을 만나게 된다. 그것은 백혈구이다. 백혈구의 일종인 자연살해세포$^{natural\ killer\ cell}$는 전문적으로 암세포를 인식해서 살해하는 역할을 한다. 하루에도 수백 개의 이상세포와 암세포가 발생하지만 사람들이 모두 암에 걸리지 않는 이유는 이 NK세포 덕분이다.

정상세포가 발암을 일으켜 암세포가 된 후 불멸의 삶을 얻기 위해서는 엄청난 고난을 겪게 된다. 그야말로 암세포 자신으로 보았을 때는 눈부신 성공이다. 그 암세포를 가진 인간의 입장에서는 불행이지만 말이다. 이렇게 모든 난관을 뚫고 자라난 암세포를 없애는 것은 사실상 무척 어렵다.

현재 여러 가지 항암제들이 출시되고 있지만 어느 것 하나 만족할 만한 효과를 보이지 못하고 있다. 암의 기능을 선택적으로 저해하는 여러 가지 약물들이 나왔지만 대개는 그 기능이나 물질이 인체의 정상적인 세포에서도 동일하게 발견되는 일이 반복되고 있기 때문이다. 암세포를 죽이면 정상세포도 동시에 공격을 받기 때문이다. 따라서 암의 치료와 정복은 암의 예방에서 해답을 찾아야 한다.

『세포의 반란』을 쓴 로버드 와인버그는 책 말미에서 이렇게 말한다.

"어떤 질병의 치료법은 그 질병의 원인을 이해함으로써 가장 쉽게 찾을 수 있을 것 같다. 따라서 암과 관련된 유전자와 단백질에 관해 얻은 최근의 지식을 통해 우리는 암 정복에 한층 다가설 수 있어야만 한다. 하지만 암의 궁극적인 원인은 사실 개별 세포의 바깥쪽 먼 곳, 즉 우리의 주위환경과 우리가 먹는 음식, 호흡하는 오염된 대기에서 시작된다. 따라서 암 발생률을 현저하게 낮추기 위해서는 이러한 암의 궁극적인 뿌리를 본격적으로 생각해볼 필요가 있다. 유전자와 단백질에 관한 지식은 여기에서 별 도움이 되지 못한다. 지난 두 세기 동안 다른 주요 질병들이 보여준 선례의 교훈은 분명하다. 즉 개인위생과 영양, 깨끗한 물, 예방접종을 통해 사망률이 감소했던 것이다. 이 사실을 암으로 확대해 보면, 암으로 인한 사망률을 크게 낮추는 일에는 마찬가지로 새로운 치료법을 발견하는 것보다 암을 예방하는 편이 더 큰 도움이 될 것이다."

암은 주로 반복적인 손상이 있는 곳, 그러니까 염증이 생기고 치료되고 또 염증이 생기고 치료되기를 반복하는 곳에 잘 발생한다. 예를 들어 위염이 만성위염이 되고 위축성위염과 장상피화생을 거쳐 위암이 되고, 간염이 반복적으로 발생하여 만성간염이 오래되어 간암이 되고, 대장 내에 발암물질이 장기간 장 점막을 자극한 결과 직장암 등이 발생한다. 또 장기간의 흡연이 폐세포를 지속적으로 자극하자 견디지 못한 폐세포는 암세포로 변한다. 그러니까 염증과 치유에 의해 분열을 거듭하던 세포가 이제 더 이상 세포 재생을 하지 못하고 죽어야 할 마지막 순간에 '나 이제 돌아갈래'를 외치며 무한 분열모드로 전환되는 것이 바로 암인 것이다.

요컨대 모든 세포는 장기적으로 염증 상태를 반복하게 내버려두면 세포의 위축이 올 뿐만 아니라 DNA의 손상이 와서 결국 암으로 진행한다. 대부분의 암이 상피세포가 있는 곳에 집중된 이유도 이 때문이다. 상피세포는 입·위·소장·대장 등 소화기관과 폐·기관지·생식기 등의 표면 세포를 말한다. 손상의 위험이 큰 곳의 세포는 빨리 자라고 빨리 자라는 세포는 변형되기 쉽기 때문이다.

이미 암이 되고 난 후의 치료는 사실 너무나 힘겹고 어렵다. 암을 가진 당사자가 뭔가를 결정하고 결과를 이루어내기는 힘에 부친 것이 사실이다. 암의 치료는 암의 예방에서 시작해야 한다. 지금 당장 담배를 끊고, 술을 끊고, 커피를 끊고, 육식을 줄이고, 인스턴트 식품을 줄이자. 그 대신 운동을 시작하고, 스트레스를 중화하려는 노력을 하자. 치료는 너무나 어렵다. 하지만 예방은 누구나 손쉽게 할 수 있지 않은가.

제 3 부

건강 생활 백서

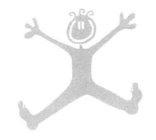

인체의 제 2의 면역세포, 긍정적 사고

환자들을 만나다보면 잘 낫지 않는 병을 가진 사람들의 공통점을 발견하게 된다. 모두 불안해하는 것이 그것이다. 말하자면 자신의 병이 낫지 않을 것이라는 불안감에 휩싸이고, 자신의 병이 지금 상태보다 훨씬 심각할지도 모른다는 공포감에 떤다. 심지어 자신의 병이 죽음을 부르는 암일지도 모른다고 생각한다. 이렇듯 환자는 항상 최악의 경우를 먼저 생각하는 경향이 있다.

사실 질병을 앓다보면 이런 생각이 안들 수가 없다. 항상 자신이 지금 안고 있는 그 고통이 가장 크게 느껴진다. 하지만 병을 치료하기 위해서는 우선 치료의 목적이 무엇인가를 먼저 생각하는 습관이 필요하다. 치료의 목적은 건강하게 사는 것이다. 암으로 죽는 것이 아니다. 따라서 아직 오지도 않은 미래^{질병}를 걱정하기에 앞서 그렇게 되지 않으려면 어떻게 해야 할지 행동을 결정해야 한다.

술·담배는 끊지 않으면서 약으로만 해결하려는 사람들이 많다. 과로는 어쩔 수 없으니 보약을 달라는 경우도 있다. 그러나 약이 아무리 효과가 좋다고 하더라도 술·담배를 이길 수는 없다. 마찬가지로 보약이 아무리 좋아도 과로를 극복할 수는 없다. 몸의 건강을 진정으로 바란다면, 약을 찾기 이전에 자신이 할 수 있는 모든 노력을 해야 한다. 약의 효과를 진정으로 바란다면 자신이 할 수 있는 것들을 해야만 한다.

자동차는 네 개의 바퀴를 가지고 있다. 이 중 어느 바퀴가 가장 중요한 바퀴일까? 앞바퀴? 뒷바퀴? 당연히 네 바퀴 모두 중요하다. 어느 하나의 바퀴에 이상이 생기면 자동차의 운행은 심각한 장애에 빠지기 때문이다. 사람의 건강도 이와 마찬가지이다. 음식·호흡·사랑·운동·약물 등 모든 요소들이 조화를 이루어야만 한다. 어느 한 바퀴가 혹은 한 요소가 더 중요하거나 덜 중요하지 않다. 모든 것이 조화를 이룰 때만 진정한 건강이 찾아오는 것이다.

일반적으로 사람이 살면서 사회적·경제적으로 성공하기 위해서는 엄청난 노력을 필요로 한다. 남들이 잘 때 공부하고, 남들이 하지 않는 궂은일을 마다하지 않고 열심히 해야만 성공의 열매를 따먹는다. 건강도 마찬가지이다. 건강하게 살기 위해서도 그만큼의 노력이 필요하다. 저절로 오는 성공은 없다.

모든 병은 치유되기 위해 존재한다. 낫지 않는 질병은 없다. 인체의 세포는 끊임없이 복제되고 변한다. 내 몸의 변화를 일으키는 주체는 나 자신이다. 내가 하는 행동, 내가 하는 생각에 의해 내 몸은 만들어진다. 불안을 먹으면 불안이 커지고 희망을 먹으면 희망이 자란다.

궤양성대장염이나 크론병 혹은 만성위염·장상피화생 등의 난치병을 앓고 있는 환자들에게서 종종 듣는 이야기가 있다. 바로 병원을 갈 때마다 '이 병은 낫지 않으니 평생 약을 먹어야 합니다'라는 말이 그것이다. 이는 감기·고혈압·당뇨병을 앓고 있는 환자들의 경우에도 역시 예외는 아니다. 이렇게 환자에게 치료도 하기 전에 '이 병은 낫지 않는다'라고 선언하고 치료에 임하면 과연 치료가 될 수 있을까?

오늘날은 의학이 고도로 발달하여 예전 같으면 손도 쓰지 못할 질병이 많이 치료되는 반면 치료가 불가능한 질병도 그에 비례하여 늘고 있다. 그렇다면 이는 과연 무슨 이유일까? 그야말로 아이러니컬한 일이 아닐 수 없다. 혹시 질병이 사람의 삶에 필요한 요소는 아닐까? 고통스런 인생을 피하기 위한 도피처가 혹시 질병은 아닐까?

질병은 세균이나 바이러스에 의해서만 생기는 것은 아니다. 자신의 심리 상태가 몸의 방어력을 변화시키면 그 틈을 타 세균이나 바이러스 침입의 빌미를 제공하고 또 자기 감시 기능이 떨어져 자가면역질환이나 암이 발생하기도 한다. 이는 환자의 정서적 환경과 상태가 질병 발생의 토대가 된다는 말이다.

요컨대 질병 치료가 전적으로 의사와 약만으로 이루어지지는 않는다. 약을 먹고 치료를 받는 것은 환자 자신이다. 따라서 환자가 나을 수 있다는 믿음이 강하면 강할수록 병이 치유될 수 있는 확률 또한 높아진다. 3개월밖에 살지 못한다는 암 선고를 받고 포기한 사람은 실제로 3개월밖에 살지 못한다. 이는 생체시계가 그렇게 작동하기 때문이다. 그러나 꼭 살아야겠다는 의지로 노력한 사람이 기적적으로 생명을 연장했다는 사실을 종종 텔레비전을 통해 볼 수 있다. 이것이 믿음이 결과를 만든 보기 좋은 사례이다. 말하자면 내가 믿는 대로 몸 상태도 변하는 것이다.

'아직 잘 모르는 것'과 '불가능한 것'의 차이는 크다. 아직 잘 모르는 것은 언젠가 알 수 있다는 희망이 있다. 그러나 불가능하다고 믿기 시작하는 순간, 이미 모든 것은 끝난 것과 다름없다.

삶을 지휘하는 당신, 건강의 불협화음을 잡아내라!

 생명의 본질은 인식하는 데 있다. 내가 살아 있다는 것은 내가 살아 있다는 것을 아는 것이다. 배가 고프면 밥을 찾고 피곤하면 잠을 잔다.

인식은 고등생물 뿐만 아니라 모든 살아 있는 것들의 특징이다. 아메바는 먹이를 향해 나아가고, 벌레는 빛을 향해 나아간다. 이렇게 생물은 모두 저마다의 인식 기능을 가지고 있다.

그렇다면 사람은 어떨까? 사람은 두 가지 인식 기능이 있다. 한 개체로서의 인식, 즉 나라는 인식과 나를 구성하는 각각의 세포들의 인식이 그것이다. 내가 아플 때 나는 아프다고 말한다. 그러면 손가락이 아플 때 손가락은 어떻게 말하는가? 손가락은 화학물질을 분비한다. 이것이 손가락의 말이다. 예를 들어 피부에 화상을 입으면 아프다. 그것을 어떻게 아는가? 화상 입은 세포가 화학물질을 분비하고, 이것을 신경이 인식하여 뇌로 신호를 전달한다. 그러면 비로소 나는 안다, 화상 입은 곳이 아프다는 것을. 이렇게 우리 몸의 모든 부분은 각자 방법은 다르지만 모두 말을 한다.

지금부터 몸이 하는 말에 귀를 기울여 보자. 우리 몸의 세포는 대개 즐겁고 행복할 때는 말을 아낀다. 하지만 살기 힘들고 괴로울 때는 아우성을 친다. 따라서 이것을 잘 알아듣는 사람은 건강할 것이고 이를 계속 무시하는 사람은 질병에 걸릴 것이다.

이번에는 우리 몸에게 말을 걸어보자. 고생하는 위장에게, 간에게 혹은 다리에게 말을 걸어보자. 그리고 몸을 쓰다듬어 보자. 어루만져 보자. 이런 방법을 '바디스캔'이라 한다. 바디스캔을 통해 우리 몸에게 말을 걸면 비록 몸의 세포가 인간의 언어로 답하진 않지만 건강의 화학물질을 분비할 것이다.

나와 세상을 치료하는 '시크릿'의 힘

 최근 '시크릿'이 유행하고 있다. 필자가 처음 '시크릿'을 만난 것은 2007년 초여름이었다. 당시 필자는 NLP^{신경언어프로그램}교육을 한창 받고 있었다. NLP는 신경언어프로그램이란 학문으로 사람의 행동을 신경과 언어의 영역으로 해석하고 신경의 출입, 조절과 말을 통해 사람을 변화시킬 수 있다는 것이다. 말하자면 공포증이나 우울증 혹은 여러 가지 질병의 원인을 분석한 후, 그 사람의 내부 신념이나 현재 가지고 있는 질병에 대한 생각을 바꾸어 주는 테크닉을 사용하여 질병이 없는 상태로 돌아가도록 도와 주는 학문이라 할 수 있다

교육을 반 이상 받고 있던 어느 날 우연히 인터넷 서핑을 하던 중 '시크릿' 동영상을 접하게 되었다. 이것은 '시크릿' 동영상과 책의 저자

인 론다번이 자신의 실패를 극복하는 과정에서 여러 사람들의 성공과 실패에 대한 조언을 받게 되고 성공하는 사람들의 일관된 법칙을 발견하게 된다는 내용이다.

필자는 이 동영상을 수 차례 반복하여 보고 책도 구입해서 여러 차례 읽었다. 그 내용은 말로 표현할 수 없을 만큼 감동적이었다. 실로 인간의 고뇌와 성공이 모두 여기에 있는 듯 보였다. 그래서 그 책에 나오는 출연자들의 책까지 여러 권 읽기에 이르렀다.

『시크릿』의 줄거리는 간단하다.

사람과 자연 모두가 하나이다. 무한히 큰 것을 계속 쪼개어 나가면 분자에 이르게 되고, 분자는 원자가 되고, 원자는 중성자와 전자가 된다. 이들은 모두 물질이면서 파동의 성질을 가진다. 또 파동은 각각의 주파수를 가지고 공명하거나 서로의 힘을 상쇄한다. 그래서 나의 생각과 행동은 우주의 파동에 영향을 미치고 우주의 파동은 나의 행동에 영향을 주게 된다.

사람이 늘 가지고 사는 주된 생각을 가치관이라고 한다. 이 가치관은 내가 지금까지 살아오면서 가장 많이 해온 행동과 생각에 의해서 만들어진다. 내가 늘 습관처럼 하는 생각과 행동이 나의 가치관으로 형성되는 것이다. 이 가치관이 파동을 일으키고 이 파동은 우주에 공명되어 같은 주파수를 가진 것이 나에게 이루어진다는 내용이다. 즉 좋은 것을 생각하면 좋은 파동이 일어나서 좋은 일이 이루어지고, 나쁜 것을 생각하면 나쁜 파동이 일어나서 나쁜 일이 일어난다는 것이다. 좋은 것과 나쁜 것의 구별은 감정에 의해 결정된다. 뭔가를 하거나 생각할 때 기분이 좋으면 좋은 것이다. 기분이 나쁘면 나쁜 것이다.

필자는 많은 환자들에게 『시크릿』 읽기를 권한다. 사실의 유무를 떠나 오직 '하면 된다' '안될 이유가 없다' '기분이 좋으면 좋은 파동이 일어난다' '건강한 삶을 머릿속에 늘 생각하면 저절로 건강이 찾아온다' 등의 긍정적인 생각만 하라고 권한다.

실제로 이러한 생각은 치료에 많은 도움을 준다. 긍정적인 생각은 긍정적인 에너지를 만들어 내고, 혈액순환을 좋게 하고 면역력을 길러 주기 때문이다.

반대로 이 병이 점점 심해지는 것은 아닐까? 혹은 내가 이 병으로 죽는 것은 아닐까, 나는 왜 되는 게 없을까, 나는 능력이 모자라는 사람이 아닐까 등을 늘 생각하는 경우와 비교해 보자. 과연 어느 쪽이 인생과 건강에 도움이 될까?

『시크릿』의 힘은 바로 이런 것이다. 하지만 『시크릿』에도 약간의 문제점이 있다. 시크릿류 책의 원조격이라 할 수 있는 나폴레옹 힐의 『성공의 법칙』을 보면 『시크릿』의 내용과 유사한 내용이 모두 나온다. 단지 차이는 그 책에는 절약해라, 노력해라, 인내하라와 같은 쓴 소리도 함께 나온다는 것이다. 반면 『시크릿』에는 이렇게 쓴 소리는 모두 빼고 지나치게 단소리만 있다.

하지만 단소리는 늘 효과가 있다. 긍정의 에너지는 질병을 무찌르는 강력한 힘이 있는 파동이기 때문이다. 지금부터 내가 생각하고 행동하는 모든 것이 미래의 나를 만들기 때문이다.

우리 몸은 변한다. 어제의 나는 오늘의 내가 아니다. 세포는 자란다고 했다. 각각의 수명을 가지고 삶과 죽음을 반복함으로써 나라는 개체의 삶을 이룬다. 질병을 치료하기 위해서 몸은 변해야 한다. 콩 심은 데 콩 나고 팥 심은 데 팥 나는 법이다. 현재의 내 몸에 이상이 있다면 내가 하고 있는 모든 것을 바꾸어야 한다. 하던 대로 하면서 다른 결과를 바랄 수는 없다. 다른 결과를 원한다면 자신을 바꾸어야 한다. 자신의 생각과 행동 모두 말이다.

『시크릿』의 내용 중에서 위대한 또 하나는 사랑의 힘이다. 나를 사랑하지 않고 남을 사랑할 수 없다. 나를 사랑하는 마음이 내 몸을 건강하게 유지시켜 준다. 사랑의 주파수는 건강의 주파수와 같기 때문이다. 내 몸과 마음이 건강하면 남들은 물론 세상의 모든 주파수가 나와 공명하게 된다. 다시 말해서 내 주위의 세상이 바뀌는 것이다, 나에 의해서.

뇌로 자신의 건강을 트레이닝 하라

여러분이 지금 보고 있는 그림[266쪽]은 펜필드의 호문쿨루스 homunculus이다. 사람의 대뇌피질의 감각영역과 운동영역을 인체 외부 기관의 운동과 감각 영역으로 대응시켜 놓은 것 이다. 그림을 자세히 보면 손가락이나 입처럼 감각이 예민한 곳은 넓은 부분을 차지하고 발가락이나 등처럼 감각이 무딘 곳은 상대적으로 좁은 부분을 차지함을 알 수 있다. 이것은 뇌의 각 부분을 전기 자극 하면서 자극을 받는 부분을 하나하나 찾아 그려낸 그림이다. 하지만 현재 밝혀진 기능성 뇌의학에 의하면 이렇게 정확히 감각과 운동을 담당하는 곳이 정해져 있지 않다고 한다. 모든 감각과 운동을 보편적 으로 뇌의 여러 부분에서 동시에 관여하고 처리한다는 것이 현재의 견해이다.

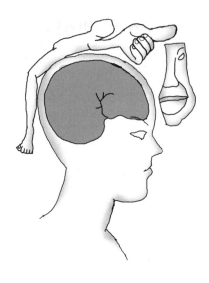

  우리가 여기서 눈여겨볼 것은 많이 사용하는 부분은 담당하는 영역
이 더 넓다는 것이다.

  손은 감각이 아주 예민하고 정교하게 움직이고 인간의 삶에 있어서
한시도 쉬지 않고 사용되는 부분이다. 그래서 그것을 담당하는 뇌의
영역이 상당히 넓다. 하지만 등이나 발처럼 감각이 예민하지 않은 부분
은 뇌의 담당 영역이 아주 좁은 것을 알 수 있다. 등의 감각세포는
대개 지름 약 6센티미터 정도의 영역을 하나의 구역으로 인식한다.
그래서 정확하게 등의 아픈 부분을 찾아낼 수 없는 것이다.

  여러분은 팔이 없어 발가락으로 글을 쓰고 그림을 그리는 사람을
본 적이 있을 것이다. 아주 능숙하게 발가락과 하지를 사용하여 여러
가지 도구도 다루고 수저로 밥을 먹기도 한다. 이런 사람의 경우 손을
대신하여 발가락의 감각과 운동 능력을 끊임없이 갈고 닦은 결과이다.

이렇게 발이 손을 대신하여 그 능력이 향상되면 뇌의 담당 부분도 동시에 강화된다. 그래서 그 사람의 뇌에 있는 발가락 담당 영역은 정상인의 손가락 영역만큼 커진다.

이렇게 뇌세포의 기능은 반복 학습에 의해 강화되기도 하고 무관심에 의해 퇴화되기도 한다. 텔레비전에 자주 출연하는 소위 '달인'의 능력은 이러한 반복 학습과 뇌의 담당 영역 확장에 기인한다.

사람의 뇌는 고정되어 있지 않다. 생을 살아가면서 계속 변한다. 갓 태어난 아이의 뇌는 아직 다 자라지 않았다. 때문에 자라면서 용량이 늘어난다. 뇌세포 간의 연결도 깨끗하다. 보고 듣고 만지고 맛보고 냄새 맡으면서 새로운 연결이 생긴다. 심지어는 성격조차도 계속 변해서 약 50세 정도가 되어야 안정된 성격이 형성된다.

사람이 살면서 늘 하던 것은 습관이 되고 습관은 무의식중에 행동으로 나온다. 공부도 마찬가지이다. 처음부터 잘하는 사람은 없다. 반복된 학습을 통해 머릿속에 하나하나 뇌세포 간의 연결을 만들고 기억을 만들고 유추의 능력을 길러주는 것이다. 또 새로운 기억에 의해 덜 중요한 기억들이 지워지기도 한다. 하지만 같은 내용을 계속 반복하면 그 기억과 생각은 점점 강화된다. 달인은 반복을 통해서만 탄생할 수 있는 것이다.

예를 들어 박지성 선수의 발 움직임을 담당하는 뇌의 영역은 상당히 넓을 것이다. 공을 자유자재로 다루기 위해서는 발의 움직임이 활발해야 하고, 발의 움직임을 늘 연습하다보면 발의 영역이 넓어질 수밖에 없다. 이승엽 선수의 경우는 팔의 감각과 움직임이 더 넓은 뇌의 영역을 차지할 것이다. 방망이로 날아오는 공을 쳐내기 위해서는 수많은 경우의 수에 대응하는 팔의 움직임이 요구되기 때문이다. 수학자는 숫자를 다루는 뇌의 영역이 넓을 것이고, 기계공은 도구를 다루는 영역이 넓을 것이고, 술꾼은 술의 맛과 향을 느끼는 영역이 넓을 것이다.

뇌의 능력은 감정에 의해서 더욱 강화된다. 망할지도 모른다고 생각되는 두려움에서 출발한 공부가 머릿속에 더 오래 남는다. 뭔가 절박한 처지에서 했던 행동이나 생각은 좀처럼 기억에서 지워지지 않는다. 사람의 뇌 속에는 편도체라는 부분이 있는데, 이곳에서 감정이 개입된 생각과 행동과 기억을 더욱 강화시켜 주는 역할을 하기 때문이다.

사람이 능력이 있다는 것은 집중력이 있다는 것을 의미한다. 사람은 집중할 수 있는 능력 없이 무언가를 처리하기는 힘들다. 이때 집중한다는 것은 뇌의 한 부분을 더 깊게 활용한다는 것을 말한다. 강화된 뇌의 연결을 더 강하게 사용한다는 것을 말한다. 공부할 때 공부에 집중하고 운동할 때 운동에 집중하고 음악을 들을 때 음악에 집중하는 것을 말한다. 이렇게 집중하고 있을 때 그에 사용되는 뇌세포의 영역과 연결은 더욱 강화된다.

마찬가지로 사랑에 집중하면 사랑의 영역이 강화된다. 분노에 차 있으면 분노의 영역이 강화된다. 질병에 집중하고 있으면 질병이 강화된다. 위장병을 예로 들어보자. 음식을 먹고 나면 속이 쓰리고 아프다. 음식이 지나가는 길목마다 복통이 느껴지고, 가스가 차서 소리가 나고 답답하다. 그래서 음식을 먹으면서 위장의 어느 부분을 지나고 있는지 의식하고 통증의 양을 생각한다. 어제보다는 오늘 20퍼센트 정도 더 답답함이 증가함을 느끼고 위장에서 소장으로 음식이 내려가는 길목의 염증을 느끼고, 이동하는 시간이 점점 길어짐을 느낀다. 소장으로 내려온 음식의 소화가 제대로 이루어지지 않아 가스가 발생하고 복통이 유발되는 것을 느낀다. 요컨대 하루종일 뱃속의 불편함에 집중하고 그것만 생각한다. 이러다보면 뇌의 소화기관을 담당하는 영역은 점점 넓어지고 그 기능은 강화된다.

따라서 질병을 치료할 때 의식의 분산이 치료의 한 방법으로 요구된다. 그래서 집중의 대상을 바꾸는 것이 중요하다. 아픈 부분에 집중하여 그것을 강화하기보다는 다른 생각을 불러내어 그 신경 경로의 강화를 차단하는 것이 중요하다. 이런 이유로 취미 생활을 강조하고, 운동을 강조하고, 호흡을 강조하고, 동해 바다 푸른 물과 같은 주문을 외우게 하는 것이다[280쪽 참조].

뇌 속의 신경 경로를 부정적인 생각으로 강화해서는 치료에 도움이 되지 않는다. 긍정적이고 건강하며 행복한 신경 경로를 만들어 이것을 강화해야 한다. 건강하고 행복한 신경 경로는 치료 에너지를 만들고, 반복과 집중은 기적을 만든다.

건강하게 살고자 한다면 이것만은 멀리하자

환자를 만나거나 대중 강연을 할 때 가장 많이 듣는 질문이 '몸에 좋은 것, 몸에 좋은 음식을 좀 가르쳐 주세요'이다. 과로와 술, 담배와 스트레스에 지친 몸에 활력을 줄 수 있는 음식 말이다. 그때마다 이렇게 대답한다. "해답은 누구나 알고 있습니다. 다만 인정하고 싶지 않을 뿐입니다."

삶이란 생명 유지를 달리 말하는 것이기도 하다. 이때 생명을 유지하기 위해서는 에너지가 필요하다. 에너지가 있어야 사람은 체온을 유지하고 생명 현상을 발현하며 고장난 세포를 수리할 수 있다. 또한 에너지를 만들어 내기 위해서는 먹고 숨쉬어야 한다. 그러므로 먹는 것은 삶의 기본 중 하나이다.

그럼 어떤 좋은 것을 먹어야 할까? 정답은 골고루 그리고 즐겁게이다. 즐겁게 골고루 먹되 나쁜 것은 먹지 말아야 한다. 매일 서너 잔의 커피를 마시고, 술을 물 마시듯 하고, 줄담배를 피워대고, 맵고 짜게 먹고, 과식하고, 바쁘다는 핑계로 인스턴트 식품을 가까이 하면서 그 와중에 짬을 내어 몸에 좋은 것을 찾는 것은 아무 소용이 없다. 텔레비전에서는 하루에도 서너 가지씩 몸에 좋은 음식을 알려 준다. 모두 따라 하려면 몸이 세 개라도 모자랄 지경이다. 어쨌든 그것을 모두 따라 하기만 하면 골고루 먹게 되긴 한다.

이제부터는 생각을 반대로 하자. 매일 매일 매 끼니마다 이것이 몸에 좋은 것인지를 생각하는 대신 이것이 내 몸에 얼마나 해가 될까를 생각하자. 그러면 음식으로 인한 해는 모두 없어진다. 몸에 좋은 것은 따로 있지 않다. 단지 나쁜 것을 피하기만 하면 된다. 무엇이 나쁜지는 누구나 알고 있다. 따라서 가장 나쁜 것 세 가지만 피하면 되는데, 구체적으로 말하면 술, 담배, 커피이다.

먼저 술은 위장관 전체의 염증을 증가시킨다. 궤양도 일으키고 출혈도 일으킨다. 그리고 간 기능을 저해하므로 문맥순환에 장애도 일으킨다. 에너지를 받아들이는 첫 번째 관문인 소화기관이 망가지면 건강을 논할 수가 없다. 알코올을 분해하는 과정에서 나오는 부산물인 아세트알데히드는 뇌신경을 파괴한다. 그래서 술을 마신 사람과는 진지한 대화가 되지 않는다. 했던 말 또 하고 그 말을 또 한다. 기억력도 점점 나빠지고 필름이 끊기기도 한다. 모두 뇌세포가 손상되기 때문이다. 대신 사업상 좋기는 하다. 무조건 오케이 할 확률이 높아지므로 그리고 제정신이 아니므로 또 함께 망가지면 묘한 동지애를 느끼기도 한다. 그러나 사업이 혹은 친구가 내 건강을 대신해 줄 수는 없다. 이렇듯 술은 후천지기^{後天之氣 : 소화작용}를 파괴하는 대표적 음식이다.

다음으로 담배는 선천지기^{先天之氣 : 호흡작용}를 망가뜨리는 주된 기호품이다. 담배는 산소 공급을 차단한다. 산소는 생명의 원천이다. 산소가 없으면 사람은 살 수 없다. 에너지 대사가 일어나지 않는다. 산소가 없으면 암세포를 제거할 수도 없다. 담배는 산소 대신 일산화탄소를 몸속에 축적한다. 일산화탄소는 연탄가스 중독의 주원인 물질이다. 그래서 담배를 피우는 사람은 늘 피곤하다. 산소가 부족하기 때문이다. 담배는 발암물질을 모두 가진 슈퍼 발암인자이다. 현재 폐암은 우리나라 사망 순위의 첫 번째 주자이다. 여러 가지 연구에 따르면 담배가 꼭 폐암만을 일으키는 것도 아니다. 위암이나 구강암 혹은 신장암 등에도 영향을 미치니 질병과 암을 걱정하기 전에 금연을 먼저 하는 것이 순서가 아닐까?

세 번째로 커피는 심장을 과열시킨다. 과열된 엔진은 오작동을 일으키기 쉬워진다. 잠시 동안 각성 효과를 주지만 오랫동안 사람을 피곤하게 한다. 카페인은 에너지를 미리 당겨 쓰는 것이다. 잠시 기운이 나지만 금방 지쳐버리고 만다. 카페인은 교감신경을 지나치게 흥분시킨다. 그래서 생산성을 높여준다. 더 빠르게 더 멀리 더 높이 가게 해 준다. 하지만 과열된 몸은 더 빨리 망가진다. 택시는 일반 승용차보다 수명이 짧다. 이유는 단 한 가지이다. 과로했기 때문이다. 과로는 모든 질병의 원인임을 잊지 말아야 한다. 카페인으로 흥분된 몸과 마음은 묘하게 사람을 불안하게 만든다. 불안감은 일을 그르치는 원인이 되기도 한다.

쉽게 흥분하고 짜증도 쉽게 내며 경솔해진다. 카페인은 혈압도 올리고 혈당도 올린다. 힘을 쓰려면 혈압도 필요하고 혈당도 필요하기 때문이다. 따라서 혈압 약 먹고 당뇨 약 먹으면서 커피도 한 잔 하는 여유는 버리길 바란다.

만성피로의 주범도 이들이다. 이들과 함께 하는 한 우리는 피로를 떨칠 수 없다. 그러면 우리는 왜 술, 담배 그리고 커피를 끊을 수 없을까? 도대체 술, 담배, 커피의 공통점은 무엇일까? 바로 중독성이다.

이 세 가지는 합법적인 마약이다. 보통 노력으로는 절대 끊을 수 없다. 그래서 더욱 위험하다. 이 세 가지만 끊을 수 있다면 건강은 금방 내 곁에 와 있을 것이다. 집중하라, 목표는 건강하게 사는 것이다.

건강한 삶을 위한 네 가지 방법

 하지 말아야 할 것이 있으면 해야 할 것도 있다. 이번에는 반드시 해야 할 네 가지를 한번 알아보자.

첫 번째는 운동이다.

운동은 모든 연구에서 건강을 증진시키는 결과를 보여주고 있다. 운동과 함께 흘린 땀은 노폐물을 제거하는 효과도 있다. 또 운동으로 몸이 지치고 땀을 흠뻑 쏟고 나면 스트레스가 중화되는 효과도 있다. 마음의 찌꺼기를 몸을 통해 배출하는 것이다.

운동은 크게 두 가지로 나눌 수 있다. 첫째는 근력 운동이다. 거의 모든 운동이 근력을 강화한다. 축구·야구·수영·테니스·달리기·사이클링 등은 모두 근육을 길러주면서 동시에 강한 근력을 필요로 한다. 둘째는 유연성 운동이다. 스트레칭·체조·요가 등이 이에 속한다.

많은 사람들이 운동만 하면 건강해지리라 믿는다. 사실 운동을 하면 근력도 강해지고 심폐기능도 강화되고 혈액순환도 좋아진다. 하지만 운동이 만능은 아니다. 특히 근력 운동은 몸을 지치게 하고 또 하나의 피로의 원인이 된다.

축구 선수는 발목이 성할 날이 없다. 테니스 선수는 팔꿈치를 다치고 수영 선수는 어깨를 다친다. 모든 근력을 사용하는 운동은 근육의 피로를 증가시키고 관절을 빨리 손상시킨다. 많이 쓰면 빨리 닳게 마련이다. 그래서 과도한 운동은 오히려 건강을 해칠 수 있다. 운동을 하면 피곤해지는 것은 당연하다. 근육과 관절을 사용하면 근육과 관절은 손상을 입는다. 또 에너지를 소모했으니 노폐물이 쌓인다. 그러면 우리 몸은 피곤을 느끼거나 통증을 유발한다. 이때의 통증은 몸이 나에게 쉬라고 하는 말이다.

요컨대 질병이 있을 때나 몸이 약할 때는 근력을 요하는 운동보다는 유연성을 길러주는 운동이 더 좋다. 사람의 몸은 사춘기를 지나면서 굳어지기 시작한다. 아니 그 전부터 굳어지기 시작한다. 유연성 운동은 하루라도 하지 않으면 효과가 줄어든다. 몸이 계속 굳어가기 때문이다. 열심히 달리기를 한다고 해서 몸이 유연해지지는 않는다. 오히려 달리고 난 후의 몸은 더욱 굳어진다. 그래서 유연성 운동은 근력 운동 전후에도 꼭 필요하다.

근력 운동은 모두 호흡을 대단히 빠르게 한다. 심장은 강하게 펌프질한다. 반대로 유연성 운동은 호흡을 천천히 한다. 심호흡을 하게 한다.

심호흡은 교감신경의 과흥분을 억제해 주는 효과가 있다. 자율신경의 이상을 조절하기 위해서는 심호흡이 반드시 필요하다. 이런 이유로 유연성 운동이 자율신경의 조절을 위해 필요한 것이다. 스트레칭은 혈액순환을 증가시킨다. 스트레칭을 통해 몸의 구석구석까지 혈액이 전달되는 효과를 가져온다. 그래서 단지 한 번의 기지개만으로 어깨가 시원해지고 머리가 맑아질 수 있는 것이다.

두 번째는 두뇌 개발이다.

질병은 대개 무지無知에서 시작된다. 왜 질병이 발생했는지를 모르기 때문에 불안해진다. 앞으로 어떻게 변할지 모르기 때문에 불안해진다. 원인을 모르면 어떻게 대처해야 할지 모른다. 모르기 때문에 질병을 발생시키는 일을 계속하게 된다. 그래서 깨어 있어야 하는 것이다. 내 몸이 어떻게 작동하는지, 어떻게 망가지는지를 모두 알고 있어야 제대로 된 의사를 만날 수 있다. 수많은 치료법 중에서 나에게 가장 효과적인 방법을 골라낼 수 있어야 한다.

사람의 뇌는 정지해 있는 것이 아니다. 컴퓨터의 저장 장치인 하드디스크나 CD처럼 한 번 기록되면 그대로 보존되는 것이 아니다.

인간의 뇌를 이루는 신경 세포를 뉴런이라고 한다. 이 뉴런은 서로 연결을 한다. 한 가지 생각을 하면 몇 개의 뉴런 간에 연결이 발생한다. 이 연결이 바로 기억이다. 같은 생각을 반복해서 여러 번 하면 이 연결은 점점 강화된다, 그것이 잘된 것이든 잘못된 것이든. 그리고 점점 강화된 연결은 습관이 된다. 이 습관은 무의식중에 나의 행동이 된다.

뇌의 사고 활동이 활발하면 인체의 기능도 정상적으로 잘 작동한다.

반대로 뇌의 기능이 약화되면 인체를 조절하는 중앙 처리 시스템이 약화된다. 그래서 여기저기서 삐거덕 소리가 나게 된다.

술을 마시면 독성 부산물이 나오고 이 독성 부산물^{아세트알데히드}은 뇌세포를 파괴한다. 담배를 피우면 산소가 부족해지고 일산화탄소가 증가한다. 뇌는 인체에서 가장 산소를 많이 필요로 하는 곳이다. 담배는 뇌의 기능을 억제하게 된다. 커피는 뇌의 기능을 너무 흥분시킨다. 흥분된 뇌는 보지 않아도 되는 것, 듣지 않아도 되는 것, 냄새 맡지 않아도 될 것까지 모두 받아들여 혼란에 빠진다. 감각기가 너무 예민해지면 빨리 고장 나는 원인이 된다.

텔레비전과 컴퓨터는 뇌를 더욱 괴롭힌다. 생각을 멈추게 한다. 생각을 멈춘 뇌는 뉴런 간의 연결이 약해진다. 신경세포 간의 연결이 모두 해체되기 시작한다. 연결이 없는 뉴런은 무용지물이다. 기억력이 약해지고, 생각이 얕아지고, 감각이 무디어져 간다. 텔레비전과 컴퓨터의 또 다른 해악은 광자극이다. 번쩍이는 광자극은 뇌를 지나치게 흥분시킨다. 흥분된 뇌신경은 호르몬들을 쏟아내고 빠르게 지쳐간다. 그래서 뇌를 훈련시켜 뇌를 튼튼하게 할 수 있는 방법이 필요한 것이다. 이때 뇌를 훈련시키는 가장 좋은 방법은 독서이다. 독서는 뇌신경의 연결을 점점 강화시킨다. 독서를 통해 상상력이 풍부해지면 뇌의 조절 능력은 점점 강화된다.

건강을 위해 독서를 할 때는 자기 개발서를 읽는 것이 좋다. 앞에서도 언급한 것처럼 하면 된다. '할 수 있다' '안될 리가 없다' 류의 책을 읽다보면 뇌신경의 연결이 점점 강화된다. 반복할수록 뇌신경의 연결은 강화된다. 반복은 습관이 되고, 습관이 되면 저절로 행동으로 옮길 수밖에 없다. 왜냐하면 그것밖에 모르기 때문이다.

세 번째는 호흡이다.

호흡은 자율신경을 조절할 수 있는 아주 좋은 스위치이다. 교감신경계가 흥분하면 호흡은 빨라지고 가빠진다. 따라서 교감신경의 흥분을 가라앉히기 위해서는 호흡을 천천히 해야 효과를 볼 수 있다.

아주 옛날부터 호흡은 늘 치료에 응용되어 왔다. 일상생활에서도 심호흡은 흥분을 가라앉히는 첫째 방법이다. 호흡은 누구나 늘 하고 있기 때문에 더욱 유용하다. 다만 그 가치를 잘 모르고 있을 뿐이다. 그만큼 호흡에 집중하기가 힘들기 때문이다.

지금부터 호흡에 집중해 보자. 숨을 들이쉬고, 잠깐 멈춰 보자. 또 내뱉고, 들이쉬고, 잠깐 멈추고, 내뱉고, 천천히 혹은 빠르게 여러 방법으로 해 보자. 긴장되는 순간, 화가 날 때 호흡을 해 보자. 들이쉬고, 멈추고, 내뱉자. 피곤할 때 뭔가 생각이 꼬일 때 혹은 길을 걸을 때 발걸음에 맞춰 호흡을 해 보자. 들이쉬고, 멈추고, 내뱉어보자. 호흡을 할 때 가장 중요한 것은 들이쉬고 난 후에 꼭 멈추어야 하는 것이다. 멈추지 않으면 호흡에 집중하기 힘들기 때문이다. 한 번 호흡을 할 때마다 아홉 번씩 해 보자. 분명 효과가 있다.

네 번째는 주문 외우기이다.

사람의 뇌는 한 번에 한 가지밖에 처리하지 못한다. 한 가지 생각이 머리에 맴돌기 시작하면 그것을 끌어내리는 방법 또한 한 가지이다. 다른 생각을 하는 것이다. 쉬워 보이지만 그렇게 하지 못하는 이유는 습관이 되어 있기 때문이다. 늘 하던 대로 부정적인 생각이 꼬리에 꼬리를 무는 습관이 자동화되어 있기 때문이다.

이제부터 뇌를 환기시키는 방법을 연습해 보자. 눈을 감고^{혹은 눈을} _{감지 않아도 상관없다. 소리를 내면서 읽어도 좋고 마음속으로 외쳐도 좋다} 동해바다 푸른 물을 떠올려 보라. 그리고 뺨을 스치는 시원한 바람을 느껴 보라. 그런 다음 바닷가 소나무 숲의 향기를 맡아보라. 이제 발 밑에서 사각거리는 모래 소리를 들어보라. 혹은 파도 소리를 들어보라. 마지막으로 그곳에서 먹었던 맛있는 생선회의 맛을 다시 한 번 느껴보라.

상상은 오감을 활용한다. 보고 듣고 느끼고 냄새 맡고 맛을 보는 것이 그것이다. 오감을 이용하면 뇌의 회로는 더욱 강하게 접속된다. 이렇게 머릿속으로 상상하는 동안 앞에 있었던, 머리를 지끈거리게 했던 생각은 사라진다. 어디로 간 걸까? 하나의 생각이 떠오름으로써 앞의 생각은 수면 아래로 내려가는 효과를 낸다. 필자는 이것을 중화효과라고 명명한다. 스트레스를 없앨 수는 없다. 하지만 이렇게 중화할 수는 있다. 중화된 스트레스는 몸에 손상을 입히지 않는다.

주문을 통해 스트레스를 중화시키자. 주문을 반복하면 긍정적 뇌의 회로는 점점 강해지고 부정적인 회로는 소멸된다. 반복할수록 건강한 신경 회로가 강화되고, 건강한 신경 회로는 몸의 건강과 마음의 건강을 출력한다.

주 문

1. 동해 바다 푸른 물_**시각**

2. 뺨을 스치는 시원한 바람_**촉각**

3. 소나무 향기_**후각**

4. 사각거리는 모래 소리_**청각**

5. 맛 있는 회_**미각**

＊ 주문을 외우자

스트레스를 받을 때, 긴장 될 때, 화가 날 때, 직장 상사
가 잔소리할 때, 배우자의 잔소리가 나를 흥분시키려고
할 때….

주문 외우기는 스트레스를 중화시켜 인체에 해가 없도
록 한다. 이런 주문 외우기는 아무도 모르게 할 수 있는
장점이 있다.

다섯 가지 구성 요소는 오감을 활용합니다. 오감을 활용하여
주문의 내용을 자신에게 맞게 바꾸어도 관계없습니다. 재밌고
다양한 주문을 직접 만들어보세요.